Claudia Hille

Schüßler-Salze

Gesund mit den 12 Mineralstoffen

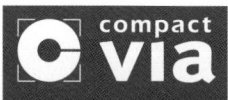

Außerdem erhältlich:
Bluthochdruck – Vorbeugen und dauerhaft senken
Diabetes mellitus – Blutzucker senken, bewusster leben
Migräne – Schmerzattacken vermeiden und behandeln
Rückentraining – Die Wirbelsäule gezielt stärken
Schlafstörungen – Ursachen erkennen und behandeln
Stress bewältigen – Gelassen und entspannt im Alltag

Über die Autorin:
Claudia Hille ist Heilpraktikerin und seit 1998 in ihrer eigenen Praxis
in Berlin tätig. Sie absolvierte ihre Ausbildung an der Selbstverwalteten
Heilpraktikerschule Berlin. Ihre Schwerpunkte sind die Homöopathie und
Schüßler-Salze, sie bietet aber auch andere Verfahren wie die Ohr-
akupunktur und Massagen sowie Beratung zu Themen wie Ernährung,
Impfungen u. a. an. Dieses Buch basiert auf dem umfangreichen theo-
retischen Wissen und dem Erfahrungsschatz, den sie aufgrund ihrer lang-
jährigen Praxistätigkeit erwerben konnte. www.Heilpraxis-Hille.de

compact via ist ein Imprint der Compact Verlag GmbH

© 2012 Compact Verlag GmbH München

Chefredaktion: Evelyn Boos
Redaktion: Anja Fislage
Produktion: Johannes Buchmann
Titelabbildung: fotolia.com/JENS SCHMIDT
Layout und Umschlaggestaltung: h3a GmbH, München

ISBN 978-3-8174-7934-4
5479341/3

Besuchen Sie uns im Internet: www.compact-via.de

Inhalt

Vorwort

In der medizinischen Entwicklung scheint eine interessante Erkenntnis die nächste abzulösen, und fast jede verspricht Linderung und Heilung für viele Krankheiten und Beschwerden. Einige wenige davon haben dauerhaften und konkreten Nutzen, die meisten allerdings geraten schnell wieder in Vergessenheit. Diejenigen Entdeckungen und Erkenntnisse aber, die den bestehenden Standard auf eine neue Qualitätsstufe heben, die quasi eine Art Quantensprung in der Medizin vollziehen und von denen viele Menschen für Ihre dauerhafte Heilung und auch zur Vorbeugung gegen Krankheiten profitieren können, kann man fast an den eigenen zehn Fingern abzählen. Zu diesen Entdeckungen zählen ohne Zweifel die Forschungsergebnisse des deutschen Arztes Dr. Wilhelm Heinrich Schüßler (1828 – 1891) und seine daraus entwickelte Therapie, die sogenannte Biochemische Therapie oder auch „Abgekürzte Therapie". Diese Bezeichnung macht deutlich, dass die von ihm entwickelte Methode eine starke Vereinfachung oder eben Verkürzung gegenüber dem komplexen System der Homöopathie darstellt.

Die Schüßler-Salze haben jedoch gegenüber den üblichen Mineralpräparaten entscheidende Vorteile. Die biochemischen Salze sind durch ihre besondere Aufbereitung nach den Prinzipien der Homöopathie nicht nur in der Lage, unsere Zellen mit den mangelnden Mineralien zu versorgen. Noch entscheidender ist ihre Fähigkeit, unseren Organismus anzuregen, die jeweils fehlenden Stoffe (wieder) in ausreichender Menge selbst aus unserer Nahrung aufzunehmen. Diese Faktoren und die relativ leicht erlernbare Handhabung der Schüßler-Salze sind für deren großen Erfolg und die stetig wachsende Beliebtheit verantwortlich.

Ich möchte Sie einladen, diese Therapie kennenzulernen und damit Ihre ganz eigenen Erfahrungen zu machen. Ich bin mir sicher, es lohnt sich!

Claudia Hille

PS. Um den Text lesefreundlich zu gestalten, wird bei der Benennung von Berufen nur die männliche Form gewählt. Wenn also vom „Heilpraktiker", „Arzt" oder „Therapeuten" die Rede ist, ist damit stets ebenfalls die Heilpraktikerin, Ärztin und Therapeutin gemeint.

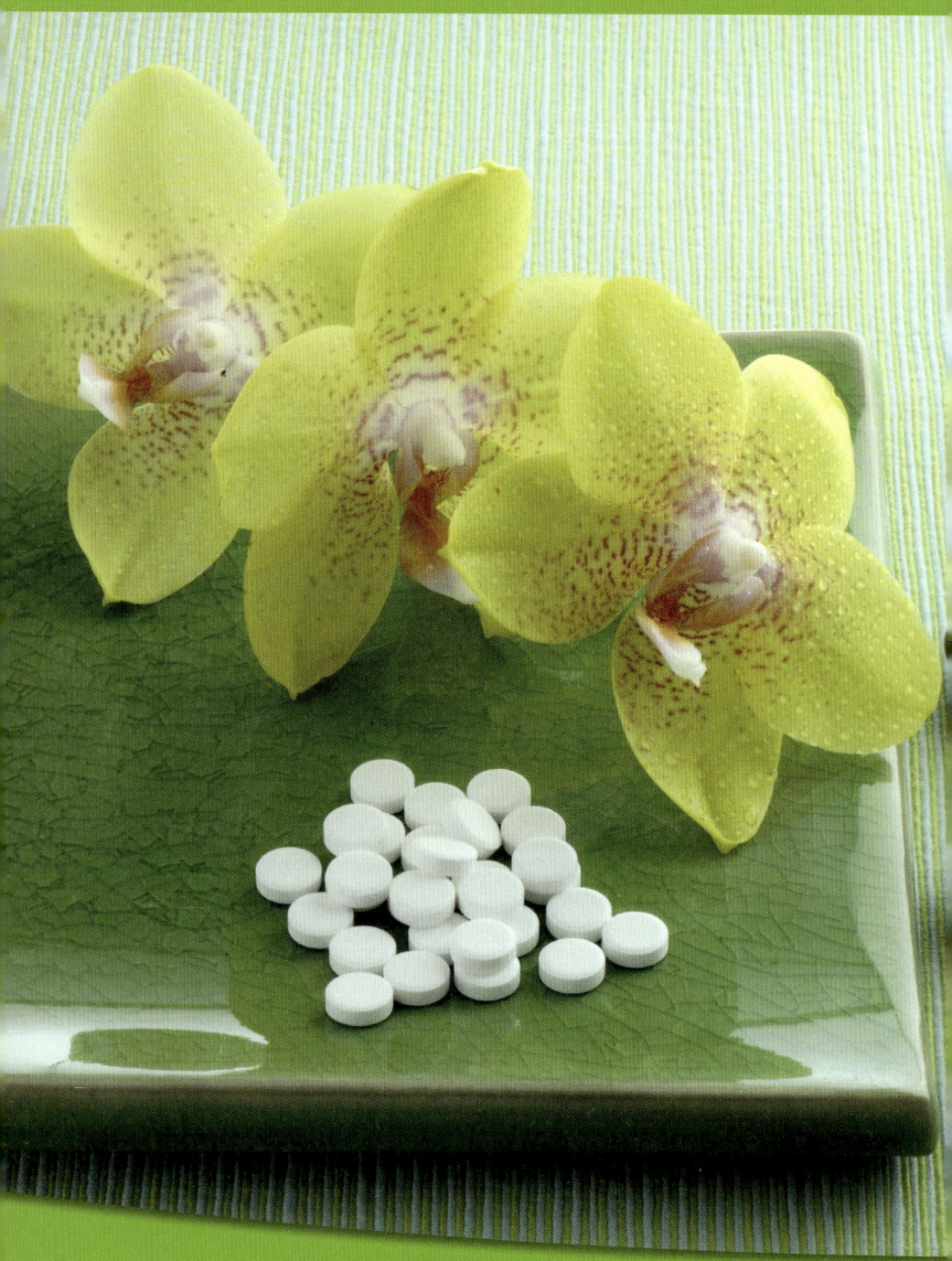

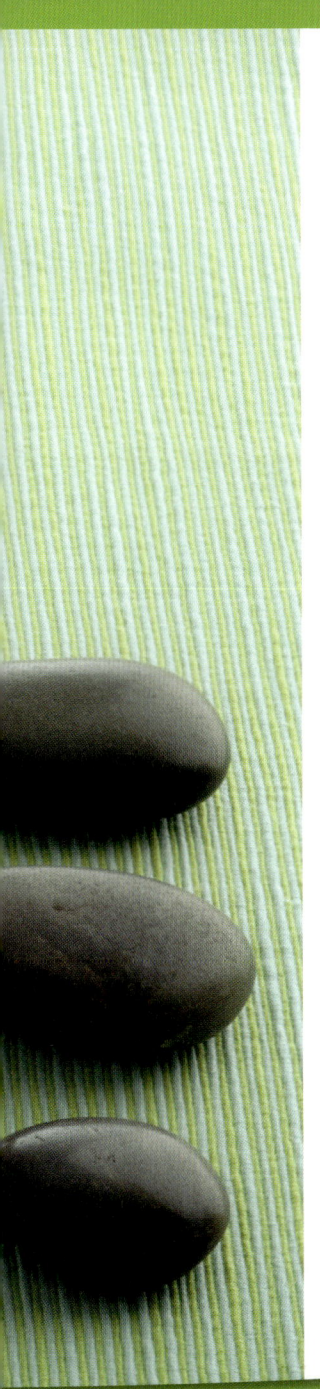

Biochemie nach Dr. Schüßler

Die Entstehungsgeschichte der Schüßler-Salz-Therapie ist eng verknüpft mit der Biografie ihres Begründers und Namensgebers. Dieses Kapitel führt Sie in die Grundlagen und Wirkungsweise der sogenannten Biochemischen Therapie nach Dr. Schüßler ein.

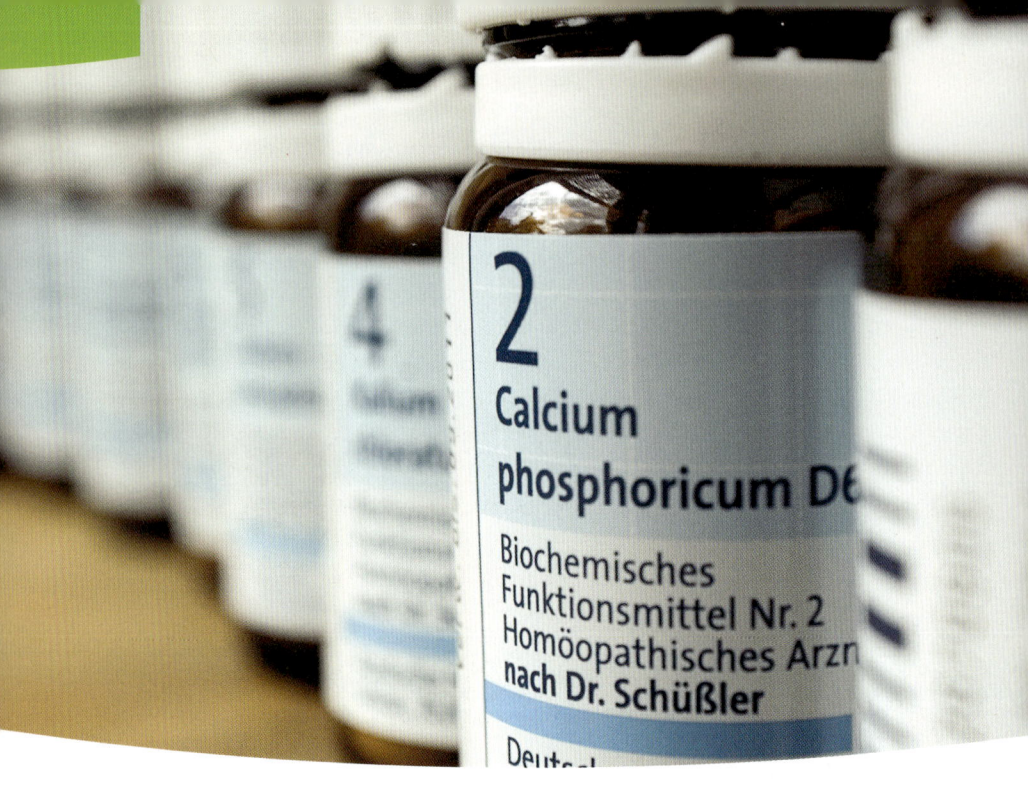

Dr. Schüßler - der Begründer der Biochemischen Therapie

Der Begründer der hier vorgestellten und nach ihm benannten Therapie ist Dr. Wilhelm Heinrich Schüßler. Er wurde 1828 in der Nähe von Oldenburg als einer von zwei Söhnen geboren. Aus bescheidenen Verhältnissen stammend, aber mit dem leidenschaftlichen und v. a. beharrlichen Interesse für die Heilkunde suchte er sich zunächst eine Tätigkeit in einer Apotheke und eignete sich ein fundiertes Wissen der Klassischen Homöopathie an. Mit der finanziellen Unterstützung seines Bruders konnte er mit bereits 32 Jahren doch noch sein Medizinstudium beginnen. Erst gegen Ende seines Studiums holte er sein Abitur nach. Seine Studienzeit verbrachte er an renommierten Universitäten in Paris, Berlin, Gießen und Prag. Schließlich erhielt er 1858 die lang ersehnte Zulassung als Arzt, Wundarzt und Geburtshelfer. Danach ließ er sich in seiner Heimatstadt Oldenburg als Arzt nieder und praktizierte dort für insgesamt vierzig Jahre. Zunächst arbeitete er fast 15 Jahre homöopathisch orientiert und nach Begründung seiner Biochemischen Therapie ausschließlich mit der Anwendung der zwölf Mineralsalze in seiner erfolgreichen und gut besuchten Praxis.

Ein wichtiger Zeitgenosse des jungen Schüßler war der Begründer der Klassischen Homöopathie Dr. Samuel Hahnemann (1755–1843), auf dessen Grundlagen auch die besondere homöopathische Aufbereitung der Schüßler-Salze (Potenzierung) beruht. Ebenso hat sich Dr. Schüßler von dem Physiologen Jakob Moleschott (1822–1893) inspirieren lassen, der erkannte, dass alle chemischen Abläufe im Organismus durch das Vorhandensein bestimmter Mineralsalze bedingt sind und ohne diese kein Leben möglich sein kann. Dr. Wilhelm Heinrich Schüßler blieb seiner Heimat treu und starb am 30. März 1898.

Die Schüßler-Salz-Therapie und ihre Grundlagen

Am Anfang seiner Forschungen hatte Dr. Schüßler die Idee, eine Alternative zur Klassischen Homöopathie zu schaffen. Er bemängelte, dass die Homöopathie ein sehr hohes und ständig wachsendes Maß an Wissen erforderte und ihre korrekte Anwendung zudem recht zeitaufwendig sein konnte. Mit der Entstehung der Biochemie schaffte er für sich und seine Nachfolger eine solche Alternative, die er dann auch der Fachwelt als „Abgekürzte Therapie" vorstellte. Die Therapie mit den später nach ihm benannten Schüßler-Salzen basiert auf der Anwendung von gerade einmal zwölf biochemischen Mineralsalzen.

Dr. Schüßler hatte es sich zum Ziel gesetzt, eine einfache und leicht anwendbare, dennoch aber hochwirksame Heilmethode zu schaffen. Mit der Entwicklung der nach ihm benannten Schüßler-Salz-Therapie ist ihm dies gelungen.

Wie aber kam Dr. Schüßler zu der Annahme, dass diese zwölf Mineralien die Grundlage für eine stabile Gesundheit und deren Mangel die Ursache zahlreicher Krankheiten sein soll? Nach intensiven Forschungen u. a. an der Asche von Verstorbenen entdeckte er den Zusammenhang, der zwischen einem Mangel an speziellen Mineralien und der Entstehung bestimmter Krankheiten besteht. In weiteren Untersuchungen hat er erkannt, dass sich die Unterversorgung mit dem entsprechenden Mineral auch durch äußerlich erkennbare Hinweise bemerkbar macht. Diese äußerlichen Anzeichen sind meist im Gesicht, aber auch auf anderen Hautpartien zu finden und werden im weiteren Text unter dem Begriff Antlitzdiagnose oder antlitzdiagnostische Zeichen genannt. Diese Erkenntnisse untermauerten

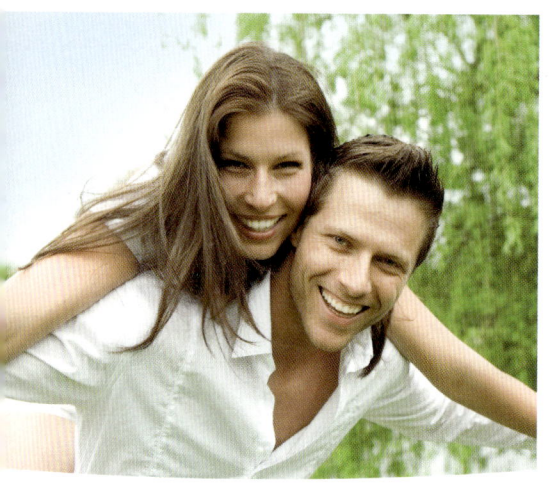

die Annahmen des Physiologen Jakob Moleschott, und fortan widmete sich Dr. Schüßler in seinem ganzen Schaffen der weiteren Erforschung und Entwicklung seiner Entdeckung. Das Wissen über die Zusammenhänge zwischen dem Mangel an Mineralien und der Entstehung von Krankheiten ist für uns heute selbstverständlich, zu Zeiten Dr. Schüßlers jedoch war es brandneu, und seine Fachkollegen brachten ihm und seiner „Abgekürzten Therapie" einigen Widerstand entgegen.

Das Ziel Dr. Schüßlers, das langwierig zu erlernende und komplexe System der Homöopathie zu vereinfachen und eine Therapie zu schaffen, die sich somit auch gut für die Selbstbehandlung eignet, hat er mit der Begründung der Biochemischen Therapie mehr als erreicht. Seitdem konnten sich zahlreiche Heilpraktiker, Ärzte, Patienten und Laienanwender von der tief gehenden und v. a. sanften und nebenwirkungsfreien Anwendung der Schüßler-Salze überzeugen.

Warum Schüßler-Salze?

Mit den Schüßler-Salzen können Sie einen Mangel an Mineralien, der durch viele Faktoren unserer heutigen Lebensweise entstehen kann, auf einfache Art und Weise ausgleichen. So lassen sich evtl. entstehende Beschwerden und Erkrankungen vermeiden.

Nicht umsonst ist der Konsum von Nahrungsergänzungsmitteln, Vitamin- und Mineralienpräparaten heute so hoch wie nie und steigt weiter an. Viele Menschen machen sich Gedanken über ihre Gesundheit und möchten aktiv dazu beitragen, gesund zu bleiben und „Körper und Geist" fit zu halten. Unsere Lebensmittel enthalten immer weniger Mineralien, Vitamine und Spurenelemente, abgesehen davon nimmt der Anteil an frischem Obst und Gemüse auf unserem Speiseplan zugunsten von Fertiggerichten und bereits verarbeiteten Zutaten immer mehr ab.

Dazu kommt die zunehmende Umweltverschmutzung, die sich ebenfalls auf die Qualität unserer Nahrung auswirkt, der Konsum von zu vielen Medikamenten und Giftstoffen (Nikotin, Alkohol usw.) und eine ungesunde Lebensweise (zu wenig Bewegung, zu wenig frische Luft, Stress oder Unterforderung u. a.).

Die Schüßler-Salze können uns helfen, diese Defizite möglichst auszugleichen und so etwaigen Erkrankungen vorzubeugen. Deshalb bezeichnete Dr. Schüßler seine von ihm entwickelte Therapie auch als Substitutionsheilweise. Das bedeutet, dass dem Körper äußerlich bestimmte Stoffe zugeführt werden, weil er selbst nicht in der Lage ist, diese in ausreichendem Maße aus der Nahrung zu gewinnen.

Das Besondere an den Schüßler-Salzen: die Potenzierung

Die Besonderheit der Schüßler-Salze im Gegensatz zu herkömmlichen Mineraltabletten ist in ihrer homöopathischen Aufbereitung begründet. Diese beinhaltet die schrittweise Verdünnung und Verschüttelung, die sogenannte Potenzierung, der jeweiligen Ausgangssubstanzen, in diesem Falle der von Dr. Schüßler als so wichtig erkannten Mineralien. Es ist der besondere Verdienst Dr. Hahnemanns, des Begründers der Homöopathie, diese Verfahren entwickelt zu haben. Dabei werden Substanzen, die medizinisch nützlich sind (z. B. Quecksilber oder Schlangengifte), in ursprünglicher Form eingenommen entsprechend aber Nebenwirkungen oder Vergiftungen hervorrufen würden, in eine hoch wirksame und verträgliche Form gebracht. Außerdem entfalten die (Arznei-)Stoffe, die genau nach dem von ihm entwickelten Verfahren hergestellt werden, eine ungleich tiefere Wirkung, als dies bei der Einnahme der Ausgangssubstanzen zu erwarten wäre. Bei den Schüßler-Salzen werden die entsprechenden Mineralien und Spurenelemente in Zehnerschritten (Dezimalschritten, also eins zu zehn), verdünnt und potenziert. Die Bezeichnung D bedeutet in diesem Fall Dezimal, die Ziffern 3, 6 oder 12 die Häufigkeit der Potenzierungsschritte. Eine D6 z. B. ist eine Verdünnung des Ausgangsstoffes von eins zu 1.000.000. Als Trägersubstanz für die Schüßler-Salz-Tabletten dient Milchzucker. Dadurch erhalten sie ihren süßen Geschmack.

INFO

MINERALHAUSHALT UND GESUNDHEIT

Die zentrale Erkenntnis Dr. Schüßlers war, dass Krankheiten auf der Basis gestörter biochemischer Prozesse und eines gestörten Mineralhaushaltes entstehen. Ein Mangel oder das Fehlen einiger weniger Mineralsalze seien in der Lage, den gesamten Stoffwechsel aus dem Gleichgewicht zu bringen und die Gesundheit so zu beeinträchtigen, dass Krankheiten entstehen können. Er grenzte sein Heilverfahren deutlich von der damals bekannten Homöopathie, die auf dem Ähnlichkeitsprinzip beruht, als „Abgekürzte Therapie" ab. Dennoch bereitete er die Mineralsalze homöopathisch auf, um sich die Vorteile der homöopathischen Potenzierung nutzbar zu machen.

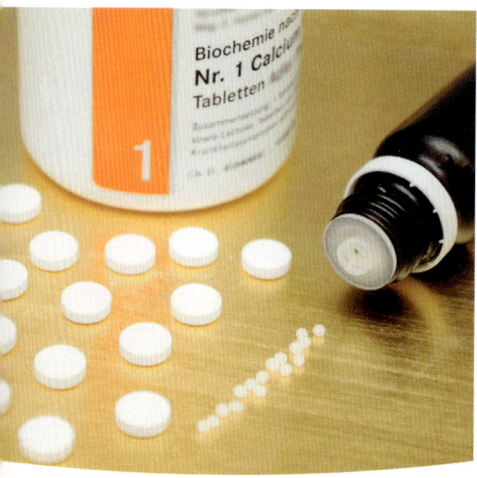

Biochemie und Homöopathie

Die Gemeinsamkeit der Biochemischen Therapie und Homöopathie beruht auf der sogenannten Potenzierung der Mineralien. Dieses Verfahren hat Dr. Schüßler aus der Homöopathie übernommen. Außerdem werden alle biochemischen Salze sowohl innerhalb der Therapie von Dr. Schüßler als auch der Homöopathie verwendet, wenn auch in unterschiedlicher Form und nach unterschiedlichen Auswahlkriterien. Beide Therapien sind für ihre hohe Wirksamkeit und sehr gute Verträglichkeit bekannt. Die wesentlichen Unterschiede zwischen Biochemie und Homöopathie bestehen darin:

Die jeweils unterschiedlichen Annahmen, woraus Krankheiten entstehen: In der Biochemie wird davon ausgegangen, dass ein Mangel an bestimmten, für unsere Gesundheit wichtigen Mineralien für das Entstehen von Krankheiten verantwortlich ist und dessen Ausgleich die Gesundheit wiederherstellt. In der Homöopathie wird davon ausgegangen, dass die Schwächung der sogenannten „Lebenskraft" (oder Konstitution) für psychische und physische Erkrankungen verantwortlich ist. Dies kann durch Schicksalsschläge, Krisen, Umwelteinflüsse usw. (zusätzlich) begünstigt werden und unsere Fähigkeit, angemessen auf Anforderungen zu reagieren, herabsetzen und zur Entstehung von Krankheiten beitragen. Die Auswahl des passendsten Mittels geschieht hier nach dem Prinzip „Gleiches wird mit Gleichem geheilt". So kann z. B. die Küchenzwiebel ein starkes Tränen der Augen hervorrufen. Eine Zwiebel in homöopathischer Potenzierung kann dementsprechend dieses Symptom – das starken Tränen der Augen-heilen, z. B. bei einem Heuschnupfen.

Die Art der Verordnung der jeweiligen Mittel: Schüßler-Salze werden meistens über einen längeren Zeitraum regelmäßig eingenommen, um einen Mangel an einem oder mehreren bestimmten Mineralien auszu-

Die Methoden der Homöopathie und der Schüßler-Salze haben nur geringe Gemeinsamkeiten und unterscheiden sich in der Art der Anwendung völlig. Deshalb achten Sie bitte darauf, beides nicht zu verwechseln.

gleichen. Die homöopathischen Medikamente werden meist nur einmalig verabreicht. Die Behandlung wird evtl. in größeren Abständen wiederholt, um jeweils die „Lebenskraft" zur Selbstheilung anzuregen.

Die Art der Ausgangsstoffe: Alle Stoffe, aus denen die Schüßler-Salze hergestellt werden, sind mineralischen Ursprungs. Die Ausgangsstoffe der homöopathischen Medikamente hingegen werden sowohl aus Mineralien als auch aus Pflanzen, tierischen Stoffen u. a. gewonnen.

Die Anzahl der verwendeten Ausgangs-stoffe: Innerhalb der Biochemischen Therapie nach Dr. Schüßler werden nur zwölf Mineralien verwendet (plus die Ergänzungssalze), im Gegensatz dazu sind es in der Homöopathie insgesamt mehrere tausend verschiedene Ausgangssubstanzen, wobei einige relativ oft und manche nur recht selten verwendet werden.

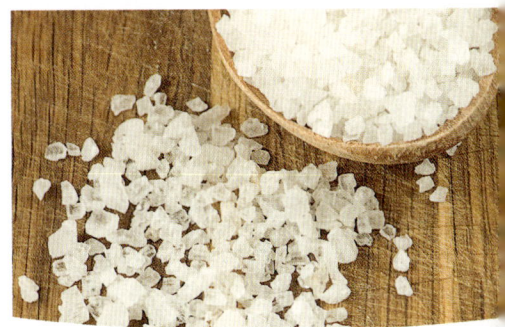

So wirken die Schüßler-Salze in unserem Körper

Die Wirkung der Schüßler-Salze kann man sich am besten als eine Art Katalysator vorstellen. Ein Katalysator ist ein Stoff, der durch seine bloße Anwesenheit in der Lage ist, (bio)chemische Vorgänge zu beschleunigen (oder auch zu hemmen), ohne dass sich dieser Stoff dabei selbst verändert, aufgelöst oder umgewandelt wird. Die Zellen werden durch die Wirkung der entsprechenden Schüßler-Salze (wieder) befähigt, ihrer normalen Funktion nachzugehen und die mit der Nahrung zugeführten Mineralstoffe aufzunehmen und entsprechend zu nutzen. Die hauptsächliche Wirkung besteht also nicht unbedingt in der Substitution (dem Hinzufügen) der fehlenden Salze – dafür wäre die Konzentration zu gering –, sondern darin, unserem Zellstoffwechsel wieder zu seiner natürlichen Funktion zu verhelfen. Ein gut funktionierender Zellstoffwechsel ist zudem eine Voraussetzung dafür, dass z. B. die mineralischen Bestandteile unserer Nahrung auch über die Blutbahn und die Zwischenzellflüssigkeit zu ihrem Bestimmungsort gelangen und somit optimal unsere Organe, Knochen usw. ernähren können.

Abnehmen mit den Schüßler-Salzen

Es werden immer wieder neue Diäten und Produkte vorgestellt, die große Erfolge versprechen. Manchmal schwanken die Betroffenen dann zwischen Hoffnung und Enttäuschung genauso hin und her wie die Werte, die ihre Waage anzeigt. Leider gibt es keine Ideallösung, die für alle gleichermaßen geeignet und effektiv ist. Dies liegt darin begründet, dass wir so überaus verschieden sind und somit auch so unterschiedlich reagieren. Dies gilt nicht nur in Bezug auf unsere Nahrung und Ihre Verwertung auch wenn es hier bosonders auffällig ist.

Wichtig: Ernährungsumstellung

Ein erfolgreiches und dauerhaftes Abnehmen kann sicher nur funktionieren, wenn man auch eine Umstellung der Ernährung mit einbezieht. Die Schüßler-Salze haben die Eigenschaft, tief in unsere Stoffwechselprozesse unterstützend einzugreifen und mögliche Blockaden zu lösen oder auch fehlende Mineralien, die dringend gebraucht werden, zuzuführen und insbesondere deren Aufnahme aus der Nahrung zu verbessern. Sie regen die Verdauungstätigkeit insgesamt an, fördern die Fettverbrennung und können bei Entgiftung und Entschlackung behilflich sein. Nicht zuletzt können sie Kraft geben und das Selbstbewusstsein stärken.

Folgende Schüßler-Salze haben sich beim Abnehmen bewährt:

Nr. 4 Kalium chloratum, Nr. 9 Natrium phosphoricum und Nr. 12 Calcium phosphoricum. Diese werden regelmäßig über einen langen Zeitraum von mindestens ein paar Monaten genommen, dazu zusätzlich kurweise jeweils einige Wochen: Nr. 10 Natrium sulfuricum.

Dosierung

Als Kur, um das Abnehmen langfristig zu unterstützen, empfiehlt sich die Einnahme der entsprechenden Schüßler-Salze (je drei bis sechs Tabletten täglich) über einen Zeitraum von einigen Monaten.

Das Wichtigste auf einen Blick

Woher stammt der Name Schüßler-Salze?

Die sogenannten Schüßler-Salze verdanken ihren Namen dem Begründer der Biochemischen Therapie, Dr. Wilhelm Heinrich Schüßler. Da die Mittel in der von ihm begründeten Therapie aus biochemischen Salzen hergestellt werden, lag der Name Schüßler-Salze nahe.

Was ist mit dem Begriff der Potenzierung gemeint?

Als Potenzierung wird die Aufbereitung der entsprechenden Mineralien bezeichnet, nach der die Mineralien in genau festgelegten Schritten jeweils verdünnt und verschüttelt werden. Die trägt zu einer weitaus tieferen Wirksamkeit der Schüßler-Salze gegenüber anderen Nahrungsergänzungsmitteln bei.

Kann ich nicht anstatt der Schüßler-Salze auch einfache Mineraltabletten benutzen?

Die Schüßler-Salze haben aufgrund ihrer homöopathischen Aufbereitung eine viel tief greifendere Wirkung als „normale" Mineralien. Sie führen dem Körper nicht nur fehlende Mineralien zu, sondern helfen ihm auch, die fehlenden Stoffe wieder selbst aus der Nahrung aufzunehmen und optimal zu verwerten.

Sind denn homöopathische Mittel dasselbe wie die Schüßler-Salze?

Eindeutig nein. Die Schüßler-Salze und hömöopathischen Medikamente teilen zwar die homöopathische Art der Herstellung miteinander, unterscheiden sich aber ansonsten in der Anwendung erheblich voneinander. Bitte nicht verwechseln!

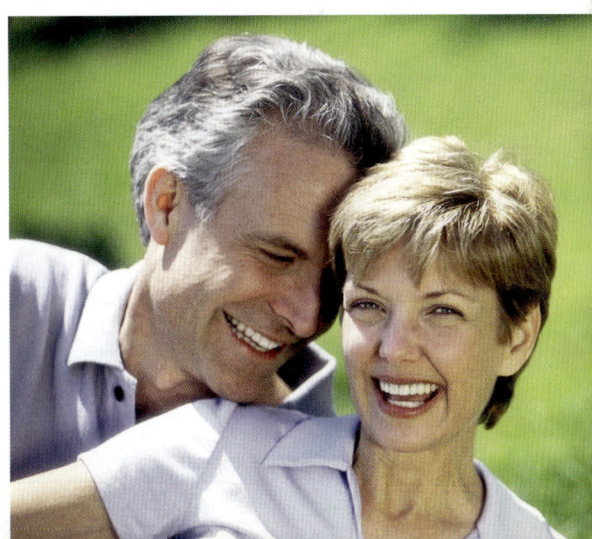

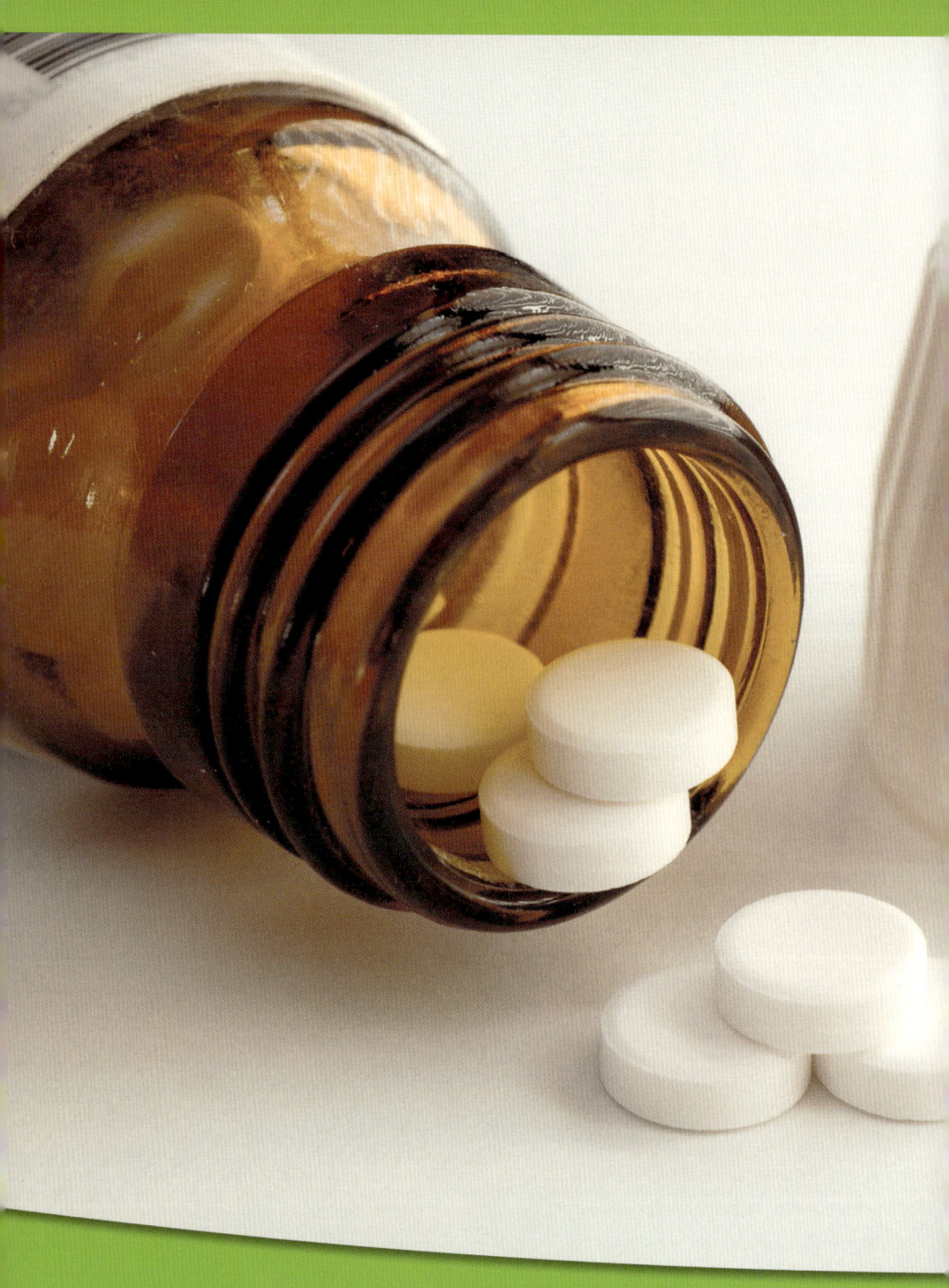

Die praktische Anwendung der Schüßler-Salze

Schüßler-Salze stellen eine sanfte und natürliche Heilmethode dar, die sich im Alltag einfach umsetzen lässt. In diesem Kapitel erfahren Sie alles über Wahl, Dosierung und Einnahme der Mineralsalze und finden detaillierte Informationen zur Selbstbehandlung akuter und chronischer Beschwerden bei Erwachsenen und Kindern.

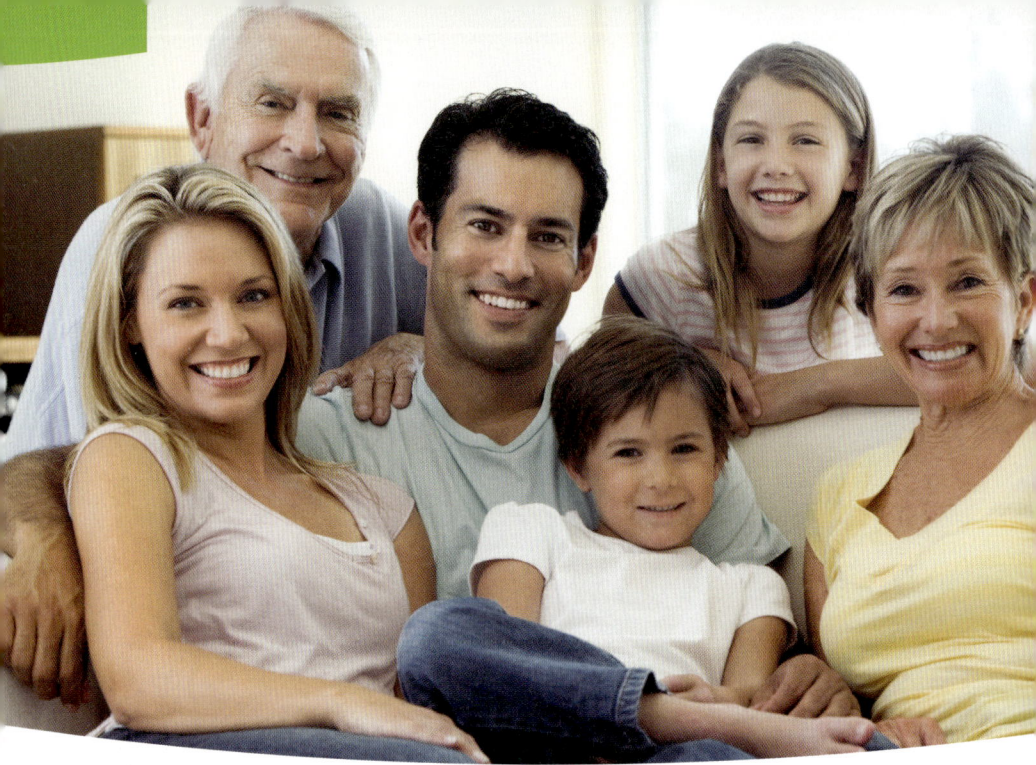

Allgemeine Hinweise zur Selbstbehandlung

Für wen ist die Therapie geeignet?

Aufgrund ihrer guten Verträglichkeit ist die Therapie mit Schüßler-Salzen grundsätzlich für jeden geeignet, egal ob Säugling, Kind, Jugendlicher, Erwachsener oder alter Mensch. Lediglich die Form der Einnahme, die Dosierung der Tabletten und die Häufigkeit wird individuell auf die Person, deren Alter und die Art der Erkrankung abgestimmt.

Wie Sie bei der Selbstbehandlung vorgehen sollten

Es ist von großem Nutzen, am Anfang Ihrer Selbstbehandlung systematisch vorzugehen und sich als Erstes Ihrer Hauptbeschwerde anzunehmen. Wählen Sie dafür ein, maximal zwei passende Schüßler-Salze aus und nehmen Sie sie eine Zeit lang ein. Erfahrungsgemäß werden damit oft auch andere scheinbar nicht im Zusammenhang mit Ihrer Hauptbeschwerde stehende Symptome abgedeckt und müssen dann evtl. nicht extra behandelt werden. Haben Sie eine Beschwerde auf diese Art behoben, können Sie erneut schauen, was nun momentan aktuell bei Ihnen im Vordergrund steht, und auch dafür wieder ein bis zwei passende Schüßler-Salze auswählen.

Die jeweilige Dauer der Einnahme richtet sich nach dem entsprechenden Anliegen, also ob es sich um eine akute oder chronische Erkrankung handelt oder ob Sie die Schüßler-Salze zur Vorbeugung und Aufrechterhaltung Ihrer Gesundheit nutzen möchten.

Was tun bei Laktoseunverträglichkeit und Zöliakie?

Viele Menschen leiden heute unter den verschiedensten Unverträglichkeiten und Allergien. Die meisten Hersteller von Schüßler-Salzen haben dies mittlerweile berücksichtigt und bieten die biochemischen Minerale in für Allergiker verträglichen Formen an. Für Menschen mit Laktoseunverträglichkeit gibt es die Möglichkeit, die entsprechenden Schüßler-Salze nicht nur in Tablettenform auf Milchzuckerbasis, sondern auch als Globuli, in flüssiger Form auf alkoholischer Basis und als Salbe zu erwerben. Diese haben natürlich dieselbe Wirksamkeit wie die Tabletten.

Für die an Zöliakie (Überempfindlichkeit gegen das sogenannte Gluten, das in vielen Getreidesorten vorkommende Klebereiweiß) Erkrankten besteht die Möglichkeit, die Schüßler-Salze auf der Basis von Kartoffelstärke (anstatt Weizenstärke) zu erhalten. Bitte beachten Sie, dass bei der Einnahme der Salze in flüssiger Form eine Tablette jeweils fünf Tropfen entspricht (bis drei Tabletten wären es also beispielsweise 15 Tropfen).

Die Hersteller der Schüßler-Salze haben sich auf die verschiedenen Bedürfnisse und Unverträglichkeiten (Allergien) der Patienten eingestellt und bieten Alternativen. Lassen Sie sich dazu bei Bedarf in Ihrer Apotheke beraten.

Die Einnahme der Schüßler-Salze bei Diabetes mellitus

Für Diabetiker ist die Behandlung mit der biochemischen Therapie ebenfalls sehr gut geeignet. Für die Berechnung der Broteinheiten gilt: 50 (!) Tabletten entsprechen jeweils ca. einer (einzigen) Broteinheit. Dieser außerordentlich geringe Wert zeigt, dass die Schüßler-Salze problemlos auch von Diabetikern genutzt werden können.

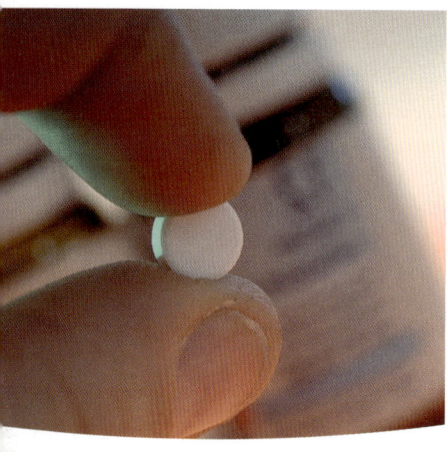

Die Art der Einnahme

Dr. Schüßler hat sehr darauf geachtet, dass nicht nur das passende Salz ausgewählt wird, sondern er hat auch immer wieder betont, wie wichtig die richtige Einnahme für die Wirksamkeit der Biochemie ist. Um die Schüßler-Salze vor den Einwirkungen der Magensäure zu schützen, ist es notwendig, dass man sie möglichst langsam im Mund zergehen lässt, damit sie von den Schleimhäuten der Mundhöhle und Speiseröhre optimal aufgenommen werden können. Auch bei der Einnahme der Salze in Wasserlösung ist es wichtig, diese ganz langsam schluckweise zu sich zu nehmen und jeden einzelnen kleinen Schluck möglichst lange im Mund zu behalten.

Die gleichzeitige Einnahme mehrerer Schüßler-Salze

Grundsätzlich sind alle Schüßler-Salze miteinander kombinierbar, d.h. dass Sie auch mehrere Salze gleichzeitig einnehmen können, ohne eine Beeinträchtigung ihrer Wirkung oder gar eine negative Beeinflussung befürchten zu müssen. Im Gegenteil optimieren sich manche Salze in Kombination eingenommen gegenseitig und Ihre Wirkung kann auf diese Weise sogar noch effektiver sein.

Die (Selbst-) Behandlung mit Schüßler-Salzen ist wunderbar geeignet für die Anwendung bei leichteren Beschwerden, begleitend zu anderen Behandlungen und zur Vorbeugung. Bitte beachten Sie aber, dass sie keinen Ersatz für eine notwendige medizinische Therapie bei schweren Erkrankungen darstellen kann.

Die Dosierung

Die Dosierung richtet sich danach, ob es eher eine akute oder eine chronische Beschwerde oder Krankheit ist. Woran erkennen Sie aber, ob etwas akut oder chronisch ist? Als akut werden z. B. alle Beschwerden bezeichnet, die plötzlich entstehen – etwa durch Unfälle oder Erkrankungen –, die sich rasch entwickeln und die typischen Entzündungszeichen wie Rötung, Hitze, Schwellung und Schmerz aufweisen. Bei chronischem Beschwerden verläuft das Geschehen eher über einen längeren Zeitraum, die Entwicklung der Krankheit verläuft langsamer und die Beschwerden sind meist nicht so dramatisch. Trotzdem können sie langwierig und kräftezehrend sein und stellen auf die Dauer eine mehr oder weniger starke Einschränkung Ihrer Lebensqualität dar.

Ein geschultes Auge erkennt auch an der Intensität der Zeichen im Gesicht, ob der Mangel an einem bestimmten Salz erst kurzzeitig oder schon länger besteht. Dass eine sogenannte Magnesium-Röte (Nr. 7) schnell und vorübergehend (also akut) auftauchen kann und im Gegensatz dazu die eingefallenen Schläfen bei einem Mangel an Kalium phosphoricum (Nr. 5)

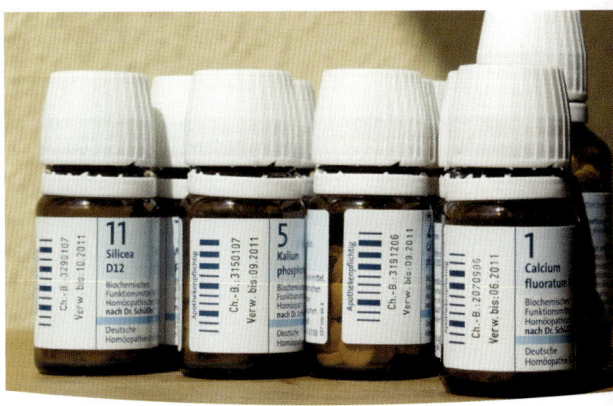

eher auf ein chronisches Geschehen hinweisen, ist relativ einfach nachvollziehbar. Bei anderen Zeichen kann dies etwas komplexer sein und etwas mehr Übung erfordern.

Dosierung bei akuten Beschwerden

Bei akuten Beschwerden oder Entzündungen kann stündlich, ja sogar alle fünf bis zehn Minuten je eine Tablette eingenommen werden. Sobald eine Besserung eintritt, ist die Dosis wieder zu reduzieren oder das Schüßler-Salz ganz abzusetzen.

Die „Heiße Sieben"

Die sogenannte „Heiße Sieben" hat sich besonders bei akuten Beschwerden bewährt. Der Name geht darauf zurück, dass die bekannteste und intensivste Anwendung dieses speziellen Rezeptes mit der Nr. 7 Magnesium phosphoricum durchgeführt wird. Alle anderen Schüßler-Salze sind aber ebenfalls bestens dafür geeignet und wirken im Akutfall so auch besonders schnell und intensiv.

Die „Heiße Sieben" wird wie folgt hergestellt und eingenommen:

1. Nehmen Sie zehn Tabletten des entsprechenden Schüßler-Salzes.

2. Lösen Sie diese in heißem Wasser auf. Beachten Sie dabei, zum Umrühren stets einen Löffel aus Plastik oder Holz zu verwenden, da die Verwendung von Metall die Wirkung der Mineralien beeinträchtigen kann. (Die Ursachen für dieses Phänomen sind bisher noch nicht vollständig erforscht.)

3. Trinken Sie diese Lösung schluckweise und sehr langsam. Bitte denken Sie daran, die Flüssigkeit so lange wie möglich im Mund zu behalten, damit die Mineralien gut von der Mundschleimhaut aufgenommen werden können.

Dosierung bei chronischen Beschwerden und zur Vorbeugung

Bei chronischen Erkrankungen oder einem sehr tief gehenden Mangel empfiehlt sich die langfristige und regelmäßige Einnahme von im Durchschnitt drei bis sechs Tabletten täglich. Je nach Schwere des Mangelzustandes und abhängig davon, um welches Salz es sich handelt, kann die Dauer der Einnahme einige Wochen und Monate betragen oder sich sogar über Jahre erstrecken.

Zudem hat es sich bewährt, nach einiger Zeit eine Einnahmepause von drei bis vier Wochen einzulegen. Erfahrungsgemäß reagiert der Körper nach einer derartigen Pause und erneutem Einsetzen der Therapie wieder „frisch" und umso empfänglicher auf den positiven Reiz der biochemischen Salze.

Bei andauernden Krankheitsbeschwerden sollten Sie allerdings einen Heilpraktiker oder Arzt Ihres Vertrauens zurate ziehen und gemeinsam Ihre Behandlung erarbeiten.
Die Einnahme der Schüßler-Salze lässt sich mit vielen anderen Heilmethoden sehr gut kombinieren und kann die Erfolge anderer Therapien oder Anwendungen sogar optimieren.

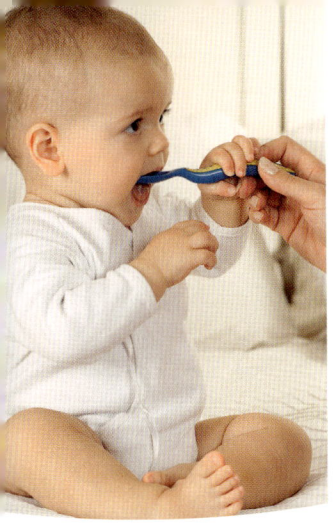

Die Dosierung bei Kindern und Säuglingen

Bei Kindern und Säuglingen ist eine geringere Dosis als bei Erwachsenen ausreichend. Aufgrund dieser ursprünglichen Reaktionsfreudigkeit kann mit geringen Gaben der Schüßler-Salze oft ein rascher und befriedigender Erfolg bei der Behandlung und Heilung erzielt werden.

Gerade für Kinder und Säuglinge stellt die Biochemische Therapie eine wunderbare Alternative zu schulmedizinischen Medikamenten (wie z.B. fiebersenkende Mittel, Antibiotika u.a.) und der damit verbundenen Unterdrückung und möglichen Nebenwirkungen dar.

Bei Kindern rechnet man zur Vorbeugung und Behandlung pro Lebensjahr eine Tablette täglich, bei akuten Beschwerden (z. B. bei einer Erkältung) bis zu drei Tabletten pro Tag. Kinder lutschen die süßen Milchzuckertabletten erfahrungsgemäß sehr gerne.

Bei Säuglingen wird eine halbe bis maximal eine Tablette pro Tag verwendet. Um die Aufnahme der Mineralien von der Mundschleimhaut zu unterstützen und um schmerzhaftes Verschlucken ganzer Tabletten zu vermeiden, wird wie folgt vorgegangen: Je eine Tablette wird zerdrückt und mit etwas Wasser zu Brei verrührt. Da man festgestellt hat, dass Metall die Wirkung der Schüßler-Salze beeinträchtigen (vermindern) kann, verwenden Sie auch hier bitte einen Plastik- oder Holzlöffel. Anschließend kann das Schüßler-Salz dem Säugling in den Mund gegeben oder im Fläschchen aufgelöst werden.

Die Wahl der Potenz der Schüßler-Salze

Die Schüßler-Salze werden üblicherweise in den Potenzen D3, D6 und D12 hergestellt und sind so in allen Apotheken sowie im Internet erhältlich. Dr. Schüßler empfahl für die Salze Nr. 1 (Calcium fluoratum), Nr. 3 (Ferrum phosphoricum) und Nr. 11 (Silicea) die D12. Diese Salze sind allgemein schwerer löslich und werden deshalb bevorzugt in einer höheren Verdünnungsstufe (Potenz), also der D12 (im Gegensatz zu D3, D6) verwendet. Sie sind so für unsere Zellen (noch) leichter verfügbar und können besser aufgenommen und verwertet werden. Bei den übrigen Salzen (Nr. 2, 4, 5, 6, 7, 8, 9, 10 und 12) empfahl Dr. Schüßler aufgrund seiner zahlreichen Forschungen und seiner Erfahrungen die D6. Auch bei fast allen Ergänzungsmitteln der Biochemie wird üblicherweise die D6 benutzt (Nur bei Nr. 13 Kalium arsenicosum und bei Nr. 27 Kalium bichromicum wird die D 12 bevorzugt.) Dies bedeutet nicht, dass die anderen Potenzen (z. B. D3) nicht auch wirksam wären, sie können lediglich nicht so optimal von den Zellen aufgenommen werden. Die von Dr. Schüßler als am wirksamsten angegebenen Potenzen werden im Folgenden auch als „Regelpotenz" bezeichnet.

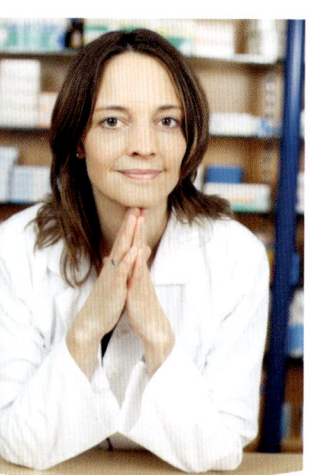

Die Regelpotenzen der zwölf Schüßler-Salze

Nr. 1 Calcium fluoratum D12
Nr. 2 Calcium phosphoricum D6
Nr. 3 Ferrum phosphoricum D12
Nr. 4 Kalium chloratum D6
Nr. 5 Kalium phosphoricum D6
Nr. 6 Kalium sulfuricum D6
Nr. 7 Magnesium phosphoricum D6
Nr. 8 Natrium chloratum D6
Nr. 9 Natrium phosphoricum D6
Nr. 10 Natrium sulfuricum D6
Nr. 11 Silicea D12
Nr. 12 Calcium sulfuricum D6

Wichtiger Hinweis zum Einkauf

Die Schüßler-Salze sind hochwertige Medikamente, die nach strengen Richtlinien des HAB (Homöopathisches Arzneibuch) hergestellt werden und als solche auch auf der Verpackung gekennzeichnet sind. Um wirklich sicherzustellen, dass Sie diese Qualität auch erhalten, ist es sinnvoll, die Salze in der Apotheke unter der vollständigen Bezeichnung (s. u.) zu bestellen. Falls Ihnen in Ihrer Apotheke einmal ein (vermeintliches) Schüßler-Salz in einer anderen Potenz als D3, D6 oder D12 angeboten wird (z. B. D4,

C30 oder LM18 usw.), handelt es sich nicht um ein Schüßler-Salz, sondern um ein homöopathisches Mittel. Diese Mittel dürfen aus verschiedenen Gründen auf keinen Fall auf dieselbe Weise wie die Schüßler-Salze eingenommen werden. Auch wenn z. T. dieselben Ausgangsubstanzen verwendet werden, unterscheiden sich beide Therapien ganz wesentlich voneinander, nicht nur in der Auswahl des passenden Mittels, sondern auch in der Potenzierung, in der Häufigkeit der Einnahme und vielem mehr (s. S. 12 f.). Bitte achten Sie unbedingt auch selbst darauf, da manche Apotheker leider in dieser Hinsicht nicht ausreichend geschult sind!

Um möglichst von vornherein Missverständnisse zu vermeiden, bestellen Sie Ihre Schüßler-Salze am besten immer mit vollständiger Bezeichnung: z. B. Schüßler-Salz Nr. 3 Ferrum phosphoricum D12 oder Schüßler-Salz Nr. 5 Kalium phosphoricum D6 oder Schüßler-Salz Nr. 11 als Salbe (oder Creme).

INFO

IN ANDEREN LÄNDERN

Dr. Schüßler hat die biochemischen Salze nicht selbst mit Nummern versehen, sondern sie alphabetisch geordnet und jeweils mit ihrer vollständigen Bezeichnung verordnet. Die übliche, bei uns bekannte Nummerierung hat sich wohl allgemein durchgesetzt, sie gilt aber nicht einheitlich in allen Ländern. Aus diesem Grunde und um allgemein Verwechslungen (auch mit homöopathischen Medikamenten) vorzubeugen, sollten Sie es sich zur Gewohnheit machen, die Salze immer unter vollständigem Namen und der dazugehörigen Nummerierung zu bestellen und zu kaufen.

Wie erkenne ich meinen Bedarf an den Salzen?

Es gibt mehrere Möglichkeiten, herauszufinden, welches Schüßler-Salz Sie im Moment oder langfristig benötigen.

Vorbeugend: Bestimmte Salze werden in bestimmten Lebenssituationen (z. B. im Wachstum) oder bei erhöhten Anstrengungen (z. B. beim Sport) schneller verbraucht als sonst. Wenn Sie also wissen, dass Sie in nächster Zeit hohen Belastungen im Beruf, beim Sport oder anderweitig ausgesetzt sind, können Sie mit der Einnahme der entsprechenden Salze wunderbar einem Mangel und den daraus womöglich entstehenden Folgen vorbeugen.

Erkennen des Mangels über die Antlitzdiagnose oder sonstige körperliche Zeichen: Im Kapitel über die Antlitzdiagnose (s. u.) haben Sie ein einfach anzuwendendes und sicheres Werkzeug an der Hand, um etwaige Mängel an bestimmten Salzen schon frühzeitig zu erkennen und für sich und evtl. für ihre Familie einen entsprechenden Mangel an einem oder mehreren Schüßler-Salzen zu ermitteln und ggf. auszugleichen.

Spätestens die Symptome oder Krankheiten zeigen Ihnen, welche Mineralien Sie brauchen: Wenn Sie schon krank geworden sind, „sprechen" die Beschwerden und Symptome meist eine klare Sprache und zeigen, welche Schüßler-Salze Sie zu ihrer Gesundung brauchen. Dank des umfangreichen Wissens, das Dr. Schüßler mit seiner Biochemischen Therapie hinterlassen hat, können wir auf einen recht großen Erfahrungsschatz zurückgreifen. Dieser Wissensschatz wurde und wird seitdem Stück für Stück erweitert und präzisiert. Das geschieht einerseits durch naturheilkundlich orientierte Therapeuten und andererseits durch die vielen Laien, die diese Kur anwenden und ihre Erkenntnisse in sogenannten Biochemischen Vereinen vertiefen und weitergeben (s. S. 125).

> Die Schüßler-Salz-Therapie ist sehr gut geeignet, wieder mehr Verantwortung für das eigene Wohlergehen und die Gesundheit zu übernehmen. Schulen Sie Ihre Beobachtungsgabe und Sie werden feststellen, dass Ihnen Ihr Körper viele Hinweise darüber geben kann, was Sie brauchen.

Anhand dieses Buches erhalten Sie einen ersten Einblick in die Wirkweise und Anwendung der Schüßler-Salze und sind eingeladen, damit Ihre eigenen Erfahrungen zu machen. Am besten ist es natürlich, wenn Sie damit Erkrankungen vorbeugen und Ihren Gesundheitszustand insgesamt verbessern können, sodass Krankheiten gar nicht erst entstehen. Aber auch wenn Sie schon mit Beschwerden konfrontiert sind, können Sie anfangen, mit den Schüßler-Salzen Ihre Abwehrkräfte wieder zu mobilisieren und in Ihrer Arbeit zu unterstützen.

Die Antlitzdiagnose

Dr. Schüßler entwickelte die sogenannte Antlitzdiagnose, bei der Zeichen auf der Haut und dabei meist im Gesicht Aufschluss über einen möglichen Mineralienmangel geben. Man kann z. B. an einer ausgeprägten Röte der Wangen, die manche Menschen vielleicht von einer intensiven Aufregung her kennen, einen Mangel an Nr. 7 Magnesium phosphoricum erkennen.

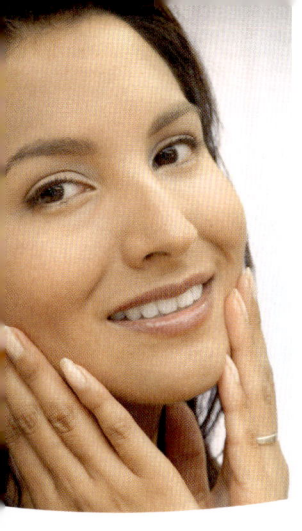

Patienten von Dr. Schüßler erhielten ihre Verschreibung bestimmter Mineralien manchmal „nur" aufgrund ausgiebiger Betrachtung und anschließender Auswertung der Antlitzdiagnose. Diese Methode wurde später von Kurt Hickethier (1891–1958), der selbst ursprünglich ein medizinischer Laie war, weiterentwickelt und vertieft.

Die Antlitzdiagnose ist von jedem Menschen leicht zu erlernen und anzuwenden, der mit etwas Neugier und ein wenig Geduld ausgestattet ist. Sehr hilfreich kann dabei sein, die derzeitigen Zeichen, die sie sie entdecken, in einer Art Tagebuch genau zu beschreiben und deren Entwicklung über einen längeren Zeitraum zu beobachten. So können Sie während Ihrer Kur mit den Schüßler-Salzen Ihre ganz eigenen Erfahrungen festhalten und auch kleine Veränderungen wahrnehmen und daraus Schlüsse für die weitere Behandlung ziehen. Fühlen Sie sich an dieser Stelle nochmals dazu eingeladen, Ihre eigenen Erfahrungen mit dem hier vorgestelltem Wissen zu machen, zu experimentieren und sich selbst ein wenig besser kennenzulernen. Bei den Beschreibungen der einzelnen Schüßler-Salze finden Sie jeweils ausführlichere Hinweise auf die im Gesicht und auch sonst äußerlich erkennbaren Mangelzeichen, wie etwa die Beschaffenheit der Fingernägel.

Mithilfe der Antlitzdiagnose können Sie lernen, Zeichen und Hinweise in Ihrem Gesicht hinsichtlich eines möglichen Mineralienmangels zu deuten und zu behandeln. Dies ist eine schöne Möglichkeit, selbst für sich und Ihre Gesundheit zu sorgen.

Die Entzündungsstadien

Dr. Schüßler hat den drei Stadien, in denen eine Entzündung abläuft, jeweils ein biochemisches Salz zugeordnet. Diese Einteilung erlaubt es Ihnen, noch einfacher und treffsicherer das passende Schüßler-Salz für den jeweiligen Krankheitszustand zu erkennen. Die Einteilung in die drei Stadien eignet sich sehr gut, um für alle akuten Beschwerden oder Verletzungen wie z. B. für einen Sonnenbrand, einen Insektenstich, eine Erkältung, einen gereizter Magen usw. schnell das passende Schüßler-Salz zu ermitteln.

INFO

Die antlitzdiagnostischen Zeichen für die Hauptmittel

Nr. 1 Calcium fluoratum	sogenannte Würfelfalten im Gesicht, rötlich brauner Farbton
Nr. 2 Calcium phosphoricum	wächserne, blasse, kalkige Haut, Abmagerung, schlaffe und faltige Haut
Nr. 3 Ferrum phosphoricum	Röte auf der Stirn, den Wangen und Ohren, Schatten unter den Augen, Hohläugigkeit
Nr. 4 Kalium chloratum	milchfarbiger Hautton, weißes Oberlid, weiße Oberlippe („Milchbart"), erweiterte Äderchen (Couperose)
Nr. 5 Kalium phosphoricum	aschgrauer Farbton, Schatten um die Augen, eingefallene Schläfen
Nr. 6 Kalium sulfuricum	Braungelber Farbton (evtl. in Form eines A) oder um die Augen
Nr. 7 Magnesium phosphoricum	Röte der Wangen, evtl. fleckig („hektische Flecken", „Magnesium-Röte")
Nr. 8 Natrium chloratum	feiner Glanz, der sich nicht abwischen lässt („Gelatineglanz"), aufgequollenes Gesicht („Platzbacken"), großporige Haut („Orangenschale")
Nr. 9 Natrium phosphoricum	fettiger Glanz, der abwischbar ist, Pickel und Mitesser, evtl. Doppelkinn
Nr. 10 Natrium sulfuricum	rote Nase oder roter Nasensattel („Schmetterlingsröte"), gelblich bis gelblich grüner Farbton
Nr. 11 Silicea	feine Falten am Auge („Krähenfüße"), tief liegende Augen, helle und zarte Haut, Glanz auf der Haut, Hautstellen ohne erkennbare Poren
Nr. 12 Calcium sulfuricum	Altersflecken, kalkweiße, blasse Haut oder gelblicher Farbton

So können Sie auch für die Beschwerden oder Erkrankungen, die aus Platzgründen in diesem Buch nicht genannt werden können, das jeweils passende Schüßler-Salz ermitteln. Vergleichen Sie dazu jeweils Ihre Auswahl mit der ausführlichen Beschreibung der einzelnen Schüßler-Salze.

Die drei Entzündungsstadien

Erstes Stadium: Am Anfang setzt sich der Körper mit dem krankhaften Reiz auseinander, und es zeigen sich die bekannten Entzündungszeichen wie Rötung, Hitze, Schwellung und Schmerz.

Beschwerden: z. B. bei Sonnenbrand, Hautrötung, Hautanspannung; bei Erkältung, Gliederschmerzen, beginnende Halsschmerzen, erste Symptome und Schmerzen bei Wunden, Insektenstichen usw. Das Schüßler-Salz für das erste Stadium ist Nr. 3 Ferrum phosphoricum D12.

Zweites Stadium: Hier haben sich die Beschwerden manifestiert.

Beschwerden: Alle Symptome einer Entzündung sind deutlich wahrnehmbar, die Rachenschleimhaut ist rot, die Zunge belegt, die Nase schwillt zu. Typisch für das zweite Stadium ist weißlicher Schleim und bei Blutungen Gerinnungsaktivitäten (Fibrin). Das Schüßler-Salz für das zweite Stadium ist Nr. 4 Kalium chloratum D6.

Drittes Stadium: Dies ist die Phase der Regeneration, und normalerweise wird hier der Heilungsprozess abgeschlossen. Der Körper transportiert Eiter aus toten Bakterien, Zellresten und Faserstoffen ab, und es kann sich wieder neues Gewebe bilden.

Beschwerden: Erkennbar ist das dritte Stadium an gelblichem Schleim bei Entzündungen der Nasennebenhöhlen und an der Heilung von Haut und Schleimhaut. Das Schüßler-Salz für das dritte Stadium ist Nr. 6 Kalium sulfuricum D6.

Mit der Einnahme des jeweils passenden Schüßler-Salzes können Sie Ihre Abwehrkräfte aktiv unterstützen und einen verzögerten Heilungsprozess wieder in Schwung bringen. Da sich bei vielen entzündlichen Prozessen das erste und zweite Stadium überlappen und beide nicht immer klar voneinander abzugrenzen sind, können Sie auch die Salze Nr. 3 Ferrum phosphoricum und Nr. 4 Kalium chloratum gemeinsam einnehmen.

Falls Sie sich für zwei oder mehr Schüßler-Salze entschieden haben, dann nehmen Sie diese jeweils im Wechsel.

Dosierung

In der akuten Phase einer Entzündung können Sie alle fünf bis zehn Minuten oder stündlich je eine Tablette nehmen, bis sich die Beschwerden bessern.

Haben die Schüßler-Salze Nebenwirkungen?

Die Schüßler-Salze haben aufgrund ihrer speziellen (homöopathischen) Aufbereitung eine besonders tief greifende Wirkung. Wie jedes andere wirksame Medikament sollte es deshalb sorgsam ausgewählt und angewendet werden.

Grundsätzlich sind bei der Einnahme der Schüßler-Salze keine Nebenwirkungen nachgewiesen worden. Trotzdem sollten Sie darauf achten, die biochemischen Mineralien sorgfältig und achtsam auszuwählen und zu dosieren. Beobachten Sie die Wirkung der eingenommenen Mittel und korrigieren Sie deren Einnahme möglichst zeitnah anhand aller aktuellen Veränderungen ihres Gesundheitszustands. Normalerweise ist eine Überdosierung nicht möglich, da der Körper die entsprechenden Mineralien entweder für einen späteren Bedarf speichern oder aber problemlos ausscheiden kann. Aufgrund ihrer tiefen Wirksamkeit ist trotzdem davon abzuraten, die Schüßler-Salze ohne konkrete Veranlassung oder über die Dauer einer Erkrankung hinaus einzunehmen.

Möglichkeiten und Grenzen der Selbstbehandlung

Mit der Anwendung der Schüßler-Salze haben Sie eine schöne und interessante Möglichkeit, sich selbst besser kennenzulernen und wieder mehr Verantwortung für Ihre Gesundheit zu übernehmen. Sie können die Wahr-

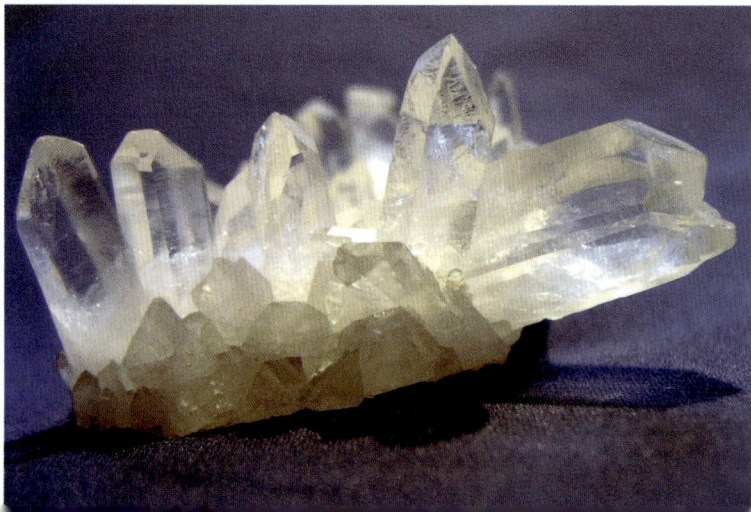

nehmung für Ihren Körper und für sich selbst schulen und anhand dessen Schlüsse ziehen und ggf. Korrekturen und Veränderungen Ihrer Denk- und Lebensgewohnheiten vornehmen. Dies allein kann mitunter schon einen tiefen Heilungsprozess in Gang setzen, sowohl auf der psychischen (emotionalen) als auf der physischen (körperlichen) Ebene. Die Heilung oder zumindest Linderung der jeweiligen Beschwerden durch die gezielte Anwendung der Schüßler-Salze ist grundsätzlich immer möglich und kann im besten Falle viele unangenehme und evtl. kostspielige Behandlungen überflüssig machen.

Bei der Selbstbehandlung mit Schüßler-Salzen ist es aber auch sehr wichtig, die eigenen Grenzen (rechtzeitig) wahrzunehmen. Einerseits kann es schwierig sein, die eigenen Beschwerden objektiv zu beurteilen. Selbst Heilpraktiker und Mediziner begeben sich bei schwerwiegenden Erkrankungen in die Behandlung eines kompetenten Kollegen. Andererseits hat natürlich die Therapie mit Schüßler-Salzen selbst Ihre Grenzen, besonders bei Erkrankungen, deren Ursache nicht im Mangel und der Verwertung der lebenswichtigen Mineralien begründet ist.

Bitte begeben Sie sich deshalb bei schweren Erkrankungen sowie unklaren, rasch fortschreitenden oder auch langwierigen, nicht abklingenden Symptomen in „professionelle Hände". Besprechen Sie dann alle weiteren Schritte der Behandlung mit Ihrem Heilpraktiker oder einem Arzt Ihres Vertrauens. Wenn Ihre Gesundheit dann wieder auf einem stabileren Fundament steht, ist gegen eine Selbstbehandlung nichts einzuwenden. Dann können Sie mit der gezielten Anwendung der Schüßler-Salze (wieder) viel zur Vorbeugung gegen Krankheiten und zur Stabilisierung Ihrer Gesundheit beitragen.

TIPP

VIEL TRINKEN!

Spätestens bei Beginn der Therapie mit den Schüßler-Salzen sollten Sie sich angewöhnen, ausreichend zu trinken. Als täglicher Grundwert gelten dabei mindestens anderthalb, besser noch zwei Liter Wasser oder Tee. Bei kräftigeren Personen und in Zeiten von Entgiftung oder Kuren zur Ausleitung (z. B. Fasten) ist eine noch größere Menge von drei oder mehr Litern ratsam. Dabei zählen Kaffee und alkoholische Getränke (u. a. aufgrund ihrer entwässernden Wirkung) bei der Berechnung der täglichen Trinkmenge nicht mit und sollten wenn überhaupt, dann nur zusätzlich getrunken werden. Milch wird ebenfalls nicht zur Trinkmenge gerechnet und sollte u. a. wegen seiner Eigenschaften, Allergien auszulösen oder deren Fortbestand zu unterhalten, von empfindlichen Personen (v. a. von Kindern) eher selten konsumiert oder möglichst ganz gemieden werden.

Schüßler-Salze und Sport

Im Folgenden erhalten Sie einige Anregungen, wie Sie Ihre sportlichen Aktivitäten, Ihre Ausdauer und deren Ergebnisse für Ihre Gesundheit mithilfe der Schüßler-Salze unterstützen und optimieren können. Wenn nicht anders angegeben, beziehen sich die Angaben der biochemischen Salze immer auf die Tablettenform.

Folgende Schüßler-Salze werden empfohlen:

Zur allgemeinen Vorbereitung und Vorbeugung, wenn Sie länger keinen Sport getrieben haben: Nr. 2 Calcium phosphoricum, Nr. 5 Kalium phosphoricum und Nr. 9 Kalium sulfuricum. Diese Salze können als Kur für ca. drei bis vier Wochen eingenommen werden.

Während Zeiten großer sportlicher Aktivitäten: Nr. 6 Kalium sulfuricum, Nr. 10 Natrium sulfuricum und Nr. 12 Calcium sulfuricum

Zum Aufbau der Muskeln: Nr. 3 Ferrum phosphoricum

Zur Vorbeugung von Muskelkater: Nr. 3 Ferrum phosphoricum

Bei Muskelkater nach dem Sport: Nr. 7 Magnesium phosphoricum, besonders als „Heiße Sieben" (s. S. 21 f., 33)

Bei Wadenkrämpfen: Nr. 2 Calcium phosphoricum, Nr. 5 Kalium phosphoricum und Nr. 7 Magnesium phosphoricum

Bei Erschöpfung nach dem Sport: Nr. 5 Kalium phosphoricum

Bei Seitenstechen: Nr. 7 Magnesium phosphoricum

Wundlaufen, Blasen an Füßen durch Radwandern, Wandern usw.: Nr. 3 Ferrum phosphoricum als Tablette und äußerlich als Salbe

Zerrungen: Nr. 3 als Tablette und Salbe und Nr. 11 Silicea äußerlich als Salbe

Die Dosierung

Zur Vorbeugung und Unterstützung können drei bis sechs Tabletten täglich über den entsprechenden Zeitraum der erhöhten Beanspruchung hinweg genommen werden. Bei akuten Beschwerden kann stündlich oder sogar alle fünf bis zehn Minuten je eine Tablette eingenommen werden (oder morgens, mittags und abends je drei bis fünf Tabletten). Bitte denken Sie im Akutfall auch immer an die Anwendung der „Heißen Sieben" (s. S. 21 f., 33).

Das Wichtigste auf einen Blick

Was bedeutet der Begriff „Heiße Sieben"?

Der Begriff „Heiße Sieben" bezeichnet eine spezielle Form der Einnahme des entsprechenden Schüßler-Salzes, die v. a. bei akuten Beschwerden eingesetzt wird, um eine möglichst rasche Erleichterung zu erzielen. Dabei werden jeweils zehn (nicht sieben!) Tabletten in heißem Wasser aufgelöst und anschließend schluckweise getrunken. Die „Heiße Sieben" verdankt ihren Namen dem Salz Nr. 7 Magnesium phosphoricum. Die Zahl Sieben bezieht sich also nicht auf die Anzahl der Tabletten, sondern auf die Kennziffer des Salzes.

Kann ich auch mehrere Schüßler-Salze gleichzeitig einnehmen?

Dies ist grundsätzlich möglich. Dabei empfiehlt es sich, die Salze abwechselnd in einem bestimmten Rhythmus einzunehmen, z. B. in kurzen Abständen bei akuten Beschwerden und tageweise wechselnd bei chronischen Erkrankungen oder zur Vorbeugung.

Wie nimmt mein Kind die Schüßler-Salze ein?

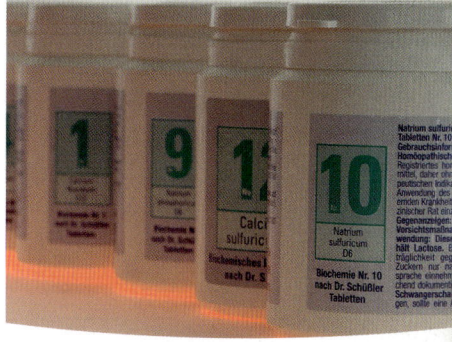

Normalerweise nehmen Kinder die kleinen Milchzuckertabletten sehr gerne. Sie haben aber auch die Möglichkeit, die Schüßler-Salze in Wasser aufzulösen und so den Getränken oder dem Essen Ihres Kindes beizufügen.

Darf ich die Schüßler-Salze einnehmen, wenn ich regelmäßig andere Medikamente nehmen muss?

Die Schüßler-Salze können sehr gut zusätzlich zu anderen Therapien oder Medikamenten angewendet werden. Es sind keine gegenseitigen Beeinflussungen oder eine Verminderung der Wirksamkeit bekannt. Es ist u. U. trotzdem ratsam, dies mit Ihrem Therapeuten zu besprechen, besonders dann, wenn Sie in homöopathischer Behandlung sein sollten.

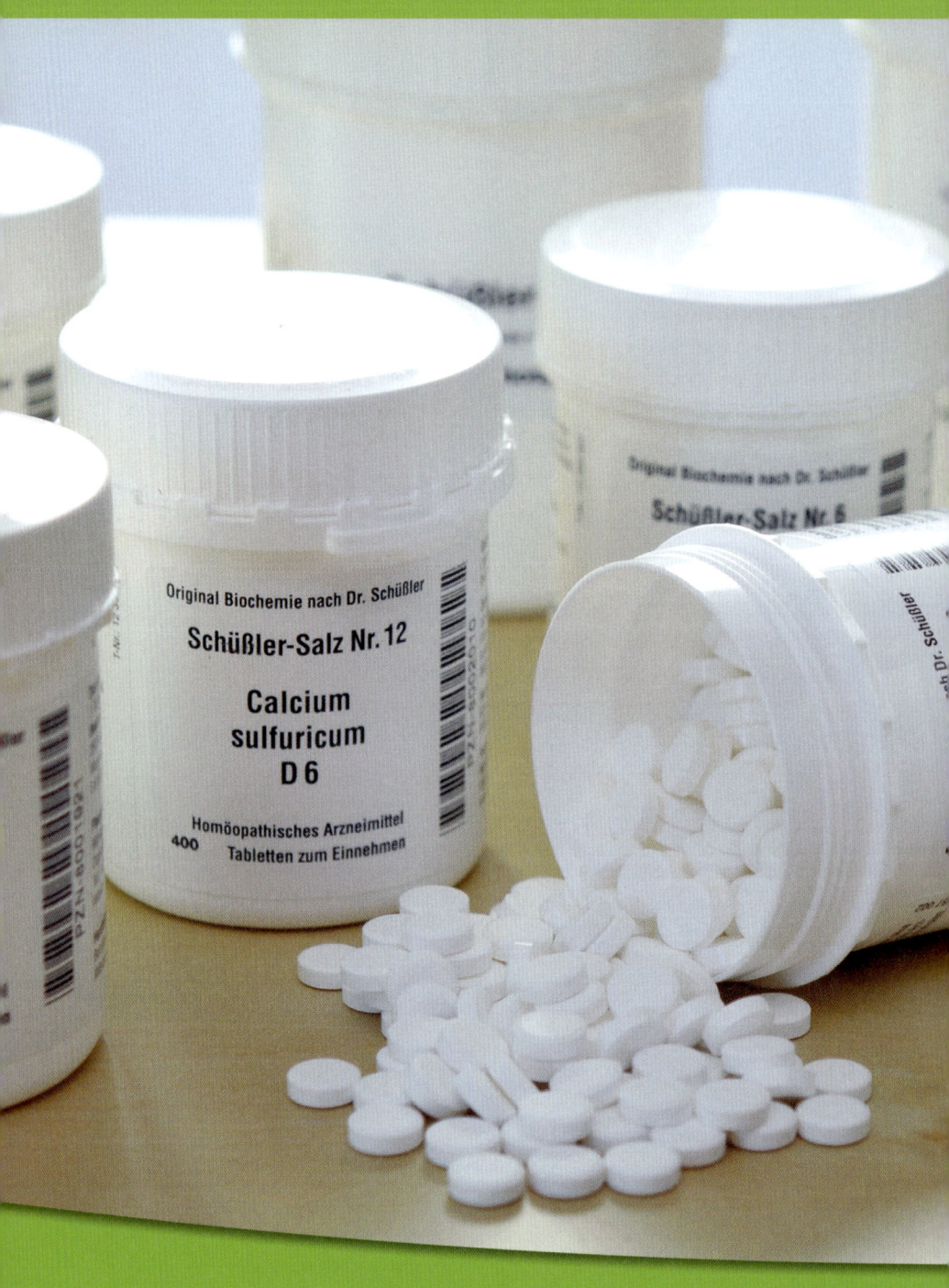

Original Biochemie nach Dr. Schüßler

Schüßler-Salz Nr. 12

Calcium sulfuricum D 6

Homöopathisches Arzneimittel
400 Tabletten zum Einnehmen

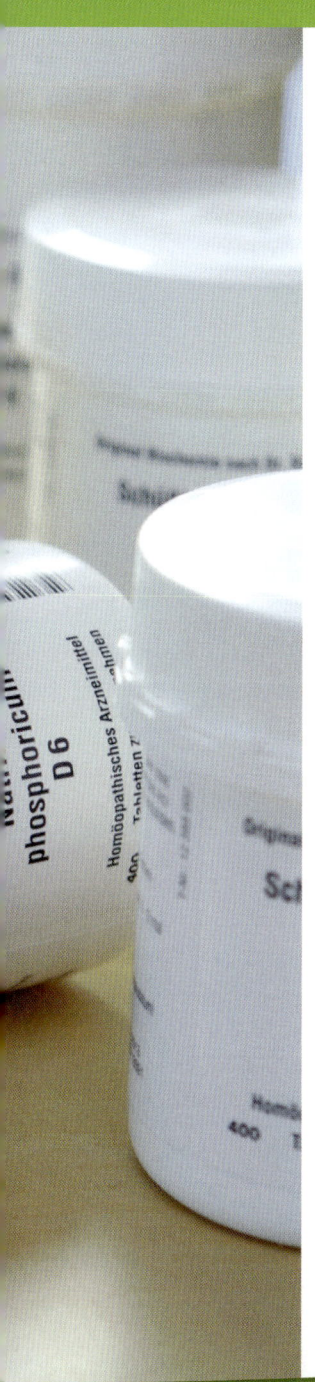

Die Schüßler-Salze und ihre Anwendungsbereiche

Jedes Mineralsalz hat eine bestimmte Funktion in unserem Körper. So können sie je nach Bedarf eingesetzt werden. Dieses Kapitel bietet Ihnen einen Überblick über die Anwendung und Wirkungsweise der zwölf klassischen Schüßler-Salze sowie der Ergänzungsmittel und biochemischen Salben.

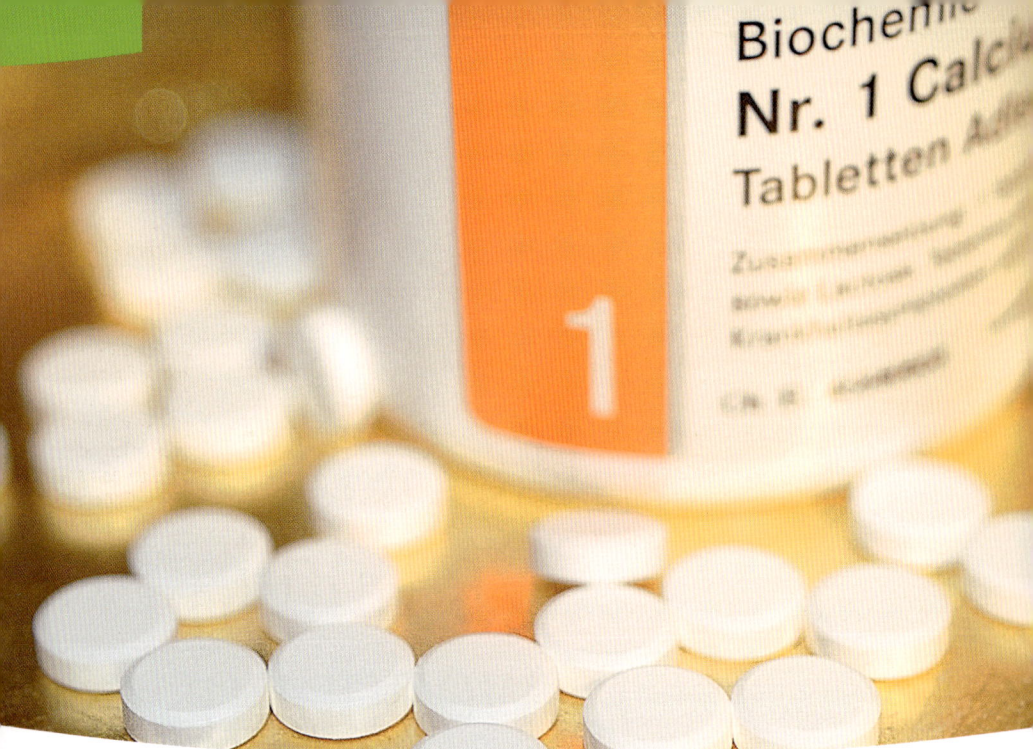

Biochem...
Nr. 1 Calci...
Tabletten A...

1

Nr. 1 Calcium fluoratum

Das erste Mittel der Schüßler-Salze wird aus Fluorcalcium, dem gewöhnlichen Flussspat, hergestellt. Wegen seines schönen und farbenprächtigen Aussehens ist Fluorit ein beliebter Schmuckstein und wird in der Metallindustrie zur Herstellung von Fluor und Fluorwasserstoffsäure verwendet. Außerdem wird Fluorit als Grundstoff für optische Linsen und opaleszierende Gläser verwendet.

Wofür wir es brauchen

In unserem Körper finden wir Fluorcalcium v. a. in den Knochen, im Zahnschmelz, in der Haut und in elastischen Fasern. Letztere befinden sich im Bindegewebe, in den Blutgefäßen, Muskelfasern und Haltebändern von Organen. Außerdem ist Fluorcalcium auch in vielen Organen wie Gehirn, Herz, Leber, Lunge und in der Linse des Auges nachgewiesen worden.

Allgemein kann man sagen, dass dieses Mineral in unserem Körper dafür verantwortlich ist, dass alles im richtigen Maße elastisch ist, also nicht zu hart und nicht zu weich. Wie wichtig die Aufrechterhaltung dieser Elastizität für unsere innere und äußere Gesundheit ist, zeigt sich an den vielen Beschwerden, die ein Mangel an diesem Mineral hervorrufen kann. In Anbetracht dieser Tatsache ist die Fülle an Anwendungsmöglichkeiten von Calcium fluoratum nicht verwunderlich. Zudem teilt sich Calcium fluoratum viele Anwendungsgebiete mit dem Salz Nr. 11 Silicea. Beide Salze finden sich in den Empfehlungen für verschiedenste Hautprobleme, zum Aufbau des Bindegewebes, der Knochen usw. und ergänzen sich dort wunderbar. Deshalb sind beide auch so wichtige Mineralsalze zur Unterstützung der Entwicklung von Kindern. Aber auch zur Vorbeugung von Problemen im Alter wie z. B. vorzeitiger Hautalterung, Schwäche von Bändern, Sehnen, der Dichte der Knochen (Osteoporose) usw. sind sie unentbehrlich.

Gesundheit, sowohl im psychischen als auch im physischen Bereich, bedeutet meist eine Art „gesunde Mitte" zwischen zwei gegensätzlichen Polen (Extremen). Ebenso ist eine gewisse Flexibilität notwendig, um sich den ständig verändernden Bedingungen anpassen zu können.

Körperliche Beschwerden

- elastische Fasern: Hier zeigt sich der Elastizitätsverlust in Form von Krampfadern, Hämorrhoiden, Verkalkung, Adererweiterung (Aneurysma).
- Zähne: bei mangelhaftem Zahnschmelz, Neigung zu Karies, locker werden der Zähne (Parodontose), Zahnschmerzen, berührungsempfindliche Zähne
- Haut: bei Falten, vorzeitig erschlaffter Haut, übermäßig harter Haut, Rissen an Händen und Füßen, Aftereinrissen, Warzen, zu starker Hornhaut, Schwielen, verhärteten Narben usw.
- Knochen/Gelenke/Sehnen/Bänder: zu langes Offenbleiben der Fontanellen (d.h. zu spät geschlossene Schädelplatten) bei Säuglingen, außerdem bei Entzündungen, Schwellungen, Eiterungen und Quetschungen von Knochen, Fisteln, Arthrose, Gelenkschmerzen und Schwellungen, Bänder- und Sehnenschwäche, Fersensporn, Überbein (Hallux valgus), Osteoporose
- Elastizitätsverlust der Haltebänder: bei Erschlaffung derjenigen Bänder, die unsere Organe halten, z. B. des Magens, der Leber, Niere, Gebärmutter usw.
- Verhärtungen im Körper: Diese werden mithilfe von Calcium fluoratum aufgelöst (z. B. bei Gerstenkorn, harter Kropf u. a.).

Psychische Probleme

Aufgrund der homöopathischen Aufbereitung gehen die Schüßler-Salze in ihrer Wirkung über die rein körperliche Beeinflussung unserer Gesundheit hinaus. Wir können also auch bei diesen Problemen von ihnen profitieren. Auf der psychischen Ebene kann Calcium fluoratum eine Unterstützung bei starker Niedergeschlagenheit und großer Furcht vor finanziellen Verlusten sein.

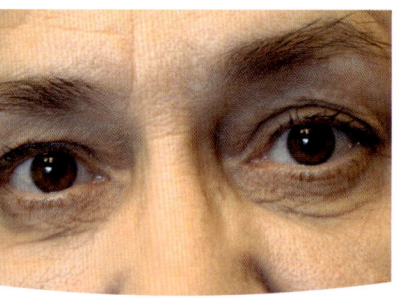

Den Mangel erkennen

Da Calcium fluoratum das Salz für mangelnde Elastizität im Körper ist, zeigt es sich folgerichtig äußerlich als Falten und allgemein erschlaffte Haut, besonders im Gesicht. Wir finden dann meist direkt unterhalb des Auges sogenannte Würfelfalten. Sie heißen deshalb so, weil sich die senkrechten und waagerechten Falten treffen und so eine feine Würfelung entsteht. Zudem findet sich ein rötlich-bräunlicher Farbton, meist um die Augen herum. Dieser kann aber auch auf dem gesamten Gesicht zu sehen sein. Weitere Zeichen können schuppige Haut im Gesicht, übermäßige Hornhautbildung, Krampfadern, rissige Hände und Füße sein.

Dosierung und Potenz

Da Calcium fluoratum ein so tief und langsam wirkendes Salz ist (ähnlich Nr. 11 Silicea), sollte es in niedrigen Dosen über einen längeren Zeitraum kontinuierlich eingenommen werden. Dr. Schüßler empfahl als Regelpotenz die D12.

Nr. 2 Calcium phosphoricum

Phosphorsaurer Kalk ist das am häufigsten auftretende Mineral in unserem Körper und wir finden es vorwiegend in den Zähnen und Knochen. Calcium phosphoricum ist der wichtigste „Baustoff" für unsere Knochen, die zu ca. 85 Prozent allein daraus bestehen. Wir finden es aber auch z. B. im Blut, in Ei- und Samenzellen, in den Zellen der Drüsen (Bauchspeicheldrüse, Leber, Schilddrüse) und in den Schleimhäuten.

Wofür wir es brauchen

Calcium phosphoricum ist für den Aufbau unserer Knochen ein unverzichtbares Mineral. Das erklärt auch die große Bedeutung dieses Salzes für Säuglinge, Kinder und Jugendliche. Auch Schwangere ab dem dritten Monat und Mütter in der Stillzeit profitieren von der Einnahme dieses Salzes, denn so geht das Wachstum des Fötus und Säuglings nicht zu Lasten des Mineralstoffhaushalts der werdenden Mutter. Gerade anhand dieses so wichtigen Salzes kann man die Bedeutung der Vorsorge und des Vorbeugens von Krankheiten sehr deutlich einsehen. Wird Calcium phosphoricum als Schüßler-Salz konsequent und regelmäßig in Zeiten erhöhten Bedarfes eingenommen, kann es helfen, viele Mangelerscheinungen zu verhindern, die ansonsten sehr langwierig und aufwendig behandelt werden müssten. Außerdem spielt Calciumphosphat bei der Blutbildung und Blutgerinnung eine große Rolle. Es ist weiterhin bekannt als hervorragendes Nervenmittel, es hat eine sedative (entspannende) Wirkung auf unsere Nerven und Muskeln und wirkt generell stärkend und kräftigend.

Körperliche Beschwerden

- Calcium phosphoricum hat eine ähnliche Wirkung in Bezug auf Zähne und Knochen wie Calcium fluoratum (s. S. 36 f.). Es ist hilfreich bei Zahnungs- und Wachstumsbeschwerden von Kindern: wenn die Fontanellen zu lange offen bleiben (d. h. zu spät verschlossene Schädelplatten), bei verspäteter Zahnung, Wachstumsschmerzen usw. Es unterstützt außerdem die Regeneration nach Knochenbrüchen.

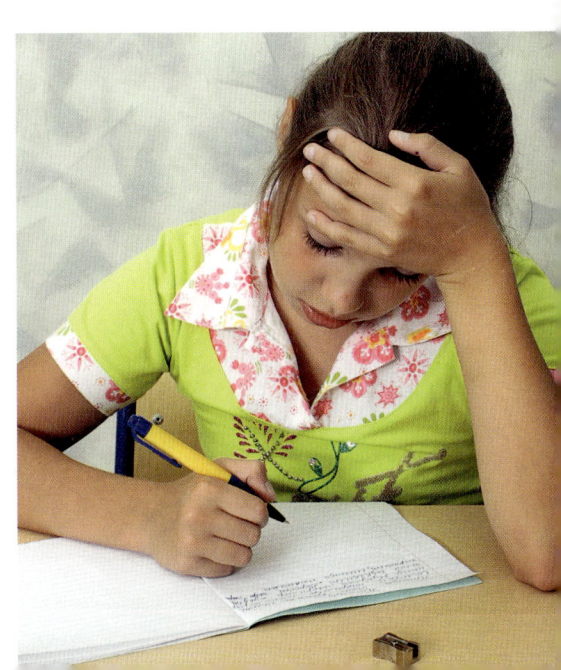

- Anämie, mangelnde Rekonvaleszenz (Erholung) nach Krankheiten, sogenannter Schulkopfschmerz bei Kindern und Jugendlichen (Kopfschmerz nach geistiger Anstrengung), Appetitlosigkeit
- Kribbeln, Taubheits- und Kältegefühl, besonders in den Extremitäten
- Trockenheit und Jucken der Vaginalschleimhaut

Psychische Probleme

Calcium fluoratum unterstützt, kräftigt und beruhigt bei Nervosität, Unruhe und Schlaflosigkeit nach Überanstrengung, bei Herzklopfen usw. Außerdem wird es erfolgreich bei Schwächegefühl und Erschöpfung und auch bei sogenannter Hyperaktivität von Kindern und Erwachsenen eingesetzt. Menschen, die Calcium phoshoricum benötigen, leiden mitunter an einer allgemein unzufriedenen Grundstimmung, die durch keine Wunscherfüllung oder durch Ortswechsel zu befriedigen ist.

Den Mangel erkennen

Auf der Haut können Sie einen Mangel an Calcium phosphoricum daran erkennen, dass sie in gewisser Weise „wächsern" oder „kalkig" aussieht. Meist geht damit eine gewisse Blässe einher, und so ist der Mangel auch leichter erkennbar. Schwerer ist es bei geröteter und stark gebräunter Gesichtshaut zu erkennen. Das Wächserne zeigt sich zuerst an den Ohren und später auf dem ganzen Gesicht. Weitere Anzeichen sind Abmagerung und Erschlaffung der Haut in Form von Falten, besonders am Hals. Die Hände und Füße fühlen sich mitunter kalt und taub an.

INFO

HILFE ZUR SELBSTHILFE FÜR DEN KÖRPER

Der größte Verdienst der Schüßler-Salze besteht nicht darin, dem Körper die jeweiligen Mineralien direkt mit der Einnahme der Tabletten zuzuführen, sondern ihn zu befähigen, diese lebenswichtigen Salze wieder besser aus der Nahrung aufzunehmen und so für uns nutzbar zu machen.

Dosierung und Potenz

Als Regelpotenz wird die D6 empfohlen. Bei akuten Beschwerden empfiehlt sich eine häufige Einnahme oder die „Heiße Sieben" (s. S. 21 f., 33) zur Vorbeugung oder bei chronischen Erkrankungen eher eine langfristige Einnahme mit geringerer Dosierung.

Nr. 3 Ferrum phosphoricum

Phosphorsaures Eisen ist in unserem Körper besonders im Blut, in allen Muskelzellen und in vielen Organen, wie z. B. im Gehirn, im Darm, in der Leber, Schilddrüse und in der Bauchspeicheldrüse, zu finden. Eisen ist einer der wichtigsten Stoffe für die Zusammensetzung unseres Blutes, speziell des roten Blutfarbstoffs (Hämoglobin). Es ist wesentlich für den Sauerstofftransport und die Speicherung des Sauerstoffs im Blut sowie für die Leistungsfähigkeit unserer Immunabwehr.

Nr. 5 Ferrum phosphoricum ist oft das erste Mittel bei akuten Erkrankungen (z. B. bei Erkältungen). Während des Verlaufs der Erkrankung werden meist noch andere Schüßler-Salze gebraucht.

Wofür wir es brauchen

Ferrum phosphoricum wird im ersten Entzündungsstadium eingesetzt (s. S. 27 ff.). Immer, wenn im Körper eine Krankheit oder auch nur eine Art Vorbote einer Erkrankung in Form von Schmerzen, Unwohlsein, Fieber usw. auftreten, ist Ferrum phosphoricum das erste Mittel der Wahl. Kennzeichnend ist, dass die Beschwerden plötzlich auftreten, z. B. nach Unterkühlung oder auch nach einer Verletzung. Die typischen Zeichen sind Schmerzen in Verbindung mit Rötung, Hitze, Schwellung und Druckempfindlichkeit.

So ist es nicht verwunderlich, dass Ferrum phosphoricum gerade bei Fieber sehr hilfreich sein kann, und es sollte möglichst sofort bei den ersten Anzeichen einer beginnenden Krankheit gegeben werden. Sinn und Zweck dabei ist es jedoch nicht, dass Fieber zu unterdrücken, da dies eine gesunde und natürliche Abwehrreaktion des Körpers darstellt. Im Gegenteil sollte diese wichtige und sinnvolle Heilreaktion des Körpers mit der Gabe von Schüßler-Salzen unterstützt werden. Aus diesem Grund ist auch dringend von fiebersenkenden Medikamenten abzuraten.

Zudem ist wissenschaftlich nachgewiesen, dass im ersten Stadium einer Krankheit vermehrt Eisen verbraucht wird und somit ein erhöhter Bedarf an diesem wichtigen Mineral entsteht. Das können Sie mitunter auch sehr deutlich an den dunklen Rändern unter den Augen erkennen, die manche dann als sichtbares Zeichen des Eisenmangels entwickeln. Weitere Anzeichen eines gestörten Eisenphosphatstoffwechsels sind eine allgemeine

41

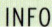 INFO

FIEBER IST SINNVOLL

Bitte bedenken Sie, dass Fieber keine eigenständige Krankheit ist, sondern ein Symptom, das bei vielen Erkrankungen auftreten kann und einen Versuch der körpereigenen Abwehrkräfte darstellt, mit der jeweiligen Krankheit „fertig zu werden". Es ist von daher völlig unangebracht, diese äußerst sinnvolle Reaktion mit fiebersenkenden Medikamenten zu unterbinden. Die Schüßler-Salze können jedoch die Arbeit der Abwehrkräfte sinnvoll unterstützen und einen aktuen Mangel an bestimmten Mineralien ausgleichen helfen.

Schwäche und Kraftlosigkeit, mangelnde Konzentration, Gedächtnisschwäche und Darmträgheit. Nicht zuletzt können Sie Ferrum phosphoricum bei chronischem Eisenmangel oder in Zeiten erhöhten Eisenbedarfs, nicht nur bei entzündlichen Erkrankungen, sondern auch in der Schwangerschaft einsetzen. Im Gegensatz zu Eisenpräparaten kann Ferrum phosphoricum als Schüßler-Salz vom Körper optimal genutzt werden, nicht nur, um Eisen in sehr geringen Dosen zuzuführen, sondern um die Eisenaufnahme aus unserer Nahrung zu verbessern.

Körperliche Beschwerden

Ferrum phosphoricum kann eingesetzt werden:

Eine Krankheit oder ein Unfall unterbricht unseren alltäglichen Ablauf und wird als unangenehm, störend und schmerzhaft empfunden. Im Nachhinein stellt sich diese Unterbrechung aber mitunter auch als eine Wohltat heraus, bei der die manchmal dringend nötige Ruhe eintritt.

■ als Mittel des ersten Entzündungsstadium zu Beginn von evtl. fieberhaften Infekten, Erkältungen, Entzündungen aller Art, bei denen meist einige oder alle vier Zeichen einer typischen Entzündung auftreten: Rötung, Hitze, Schwellung und Schmerz. Hier einige Beispiele von Entzündungen: Augenentzündung, Ohrenentzündung, Ohrspeicheldrüsenentzündung (Mumps), Halsentzündung, Mandelentzündung, Sehnenscheidenentzündung, Gelenksentzündungen aller Art, Magen- und Darmentzündungen, Blinddarmentzündung, Schleimhautentzündungen, entzündete Hämorrhoiden, Venenentzündung, Entzündung und Schmerzen von Krampfadern usw. Es versteht sich allerdings von selbst, dass je nach Schwere der Erkrankungen ein Notarzt, Arzt oder Heilpraktiker hinzugezogen werden sollte.

■ als allgemeines Kräftigungsmittel

■ bei Schmerzen als Folge von Rheuma, Gicht, Ischias usw., besonders wenn sie mit Hitze und Röte verbunden sind

■ bei allen Erkrankungen der Muskeln, auch die des Darms in Form von Verstopfung und Durchfall

- bei Unfällen wie z. B. Muskelverrenkungen, Zerrungen, Verheben, Verstauchungen, Prellungen, Quetschungen, Knochenbrüche
- bei Folgen von übermäßigem Sport (z. B. Schmerzen, die länger als ein Muskelkater bestehen, mangelnde Regeneration nach anstrengenden Wettkämpfen wie z. B. einem Marathonlauf) usw.
- bei einer Herzmuskelschwäche, Muskelrheumatismus und Augenlidmuskelschwäche

Allgemein können auch körperliche Schwäche und Erschöpfung auf den Bedarf von Ferrum phosphoricum hinweisen.

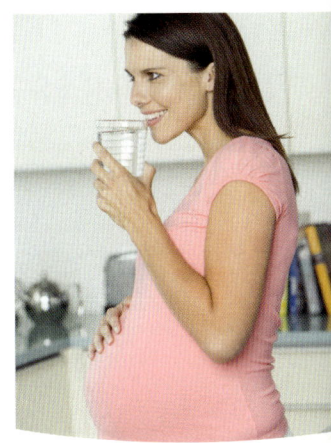

Psychische Probleme

Auch in diesem Bereich ist Ferrum phosphoricum das beste Mittel bei allen akuten Zuständen, z. B. nach Schock, bei (Liebes-)Kummer u. Ä.

Den Mangel erkennen

Typisch für einen Mangel an Ferrum phosphoricum ist die sogenannte Ferrumröte, die sich auf der Stirn, an den Wangen und Ohren zeigt und meist mit Hitze verbunden ist. Als zweites untrügliches Zeichen stellen sich dunkle Schatten unter den Augen ein, deren Farbton von bräunlich bis bläulich oder sogar schwärzlich gehen kann. Manchmal tritt nach großer Anstrengung oder bei Krankheit eine gewisse Hohläugigkeit auf, ähnlich wie bei einem Mangel an Nr. 11 Silicea. Manche, die unter einem chronischen Eisenphosphatmangel leiden, machen einen nervösen und gleichzeitig erschöpften Eindruck und sind oft recht schlank. Dies sollte, wie alle anderen äußerlichen Zeichen auch, nicht zwangsläufig als Symtom eines Mangelzu-

INFO

INDIVIDUELLER EISENBEDARF

Wussten Sie, dass der Eisenbedarf bei Kindern, menstruierenden Frauen und Schwangeren deutlich höher als bei gesunden erwachsenen Männern liegt? Männer brauchen täglich 13 Mikrogramm Eisen pro Kilogramm Körpergewicht, Frauen dagegen brauchen ca. 21 Mikrogramm. In der Schwangerschaft kann der Eisenbedarf auf täglich bis zu 80 Mikrogramm, also ein Vierfaches, pro Kilogramm Körpergewicht steigen – besonders in der 28. bis 32. Schwangerschaftswoche, da das Kind durch sein Wachstum in dieser Zeit vermehrt Eisen (in diesem Fall das der Mutter) verbraucht.

TIPP

EISENHALTIG ESSEN

Folgende Lebensmittel enthalten besonders viel Eisen: Rote Bete, gelbe Rüben, Holunderbeeren, schwarze Johannisbeeren und Himbeeren. Außerdem haben auch Nüsse einen hohen Eisengehalt, besonders Paranüsse, aber auch Mandeln, Kürbis- und Sonnenblumenkerne. Weitere eisenhaltige Lebensmittel sind Fleisch, Eier, Fisch, Blattgemüse, Vollkornprodukte, getrocknete Früchte. Wir sollten unserem Körper so viele wertvolle und qualitativ hochwertige Lebensmittel anbieten, wie nur irgend möglich, um so optimal Mangelerscheinungen und Krankheiten vorzubeugen.

stands gedeutet werden. Schließlich kann auch ein kräftiger Mensch einen akuten Bedarf an Ferrum phosphoricum entwickeln (z. B. nach einem Unfall). Zusätzlich kann eine durchscheinende Haut, bei der die Adern bläulich sichtbar sind, ein Hinweis auf einen Bedarf an Nr. 3 Ferrum phosphoricum sein (s. auch Nr. 11 Silicea).

Dosierung und Potenz

Dr. Schüßler empfahl die D12 für akute Zustände wie Infektionen, Entzündungen usw. und für die Behandlung chronischer Eisenmangelzustände die D6 oder D3. Da Nr. 3 Ferrum phosphoricum besonders bei akuten Beschwerden zum Einsatz kommt, wird es oft als sogenannte „Heiße Sieben" (s. S. 21 f., 33) eingenommen oder man nimmt, solange die Beschwerden anhalten, alle fünf bis zehn Minuten eine Tablette. Bei chronischen Beschwerden und zur Vorbeugung können drei bis sechs Tabletten täglich über einen langen Zeitraum hinweg genommen werden (z. B. bei chronischem Eisenmangel oder zur Unterstützung in der Schwangerschaft).

Nr. 4 Kalium chloratum

Chlorkalium findet sich in unserem Körper v. a. in Gehirn- und Nervenzellen, in den Muskeln und im Blut. Kalium und Natrium (als sogenannte Gegenspieler) sind wesentliche Faktoren für die Weiterleitung von Nervenimpulsen. Kalium wird außerdem für die Aufrechterhaltung des osmotischen Drucks und für die Erregbarkeit von Nerven und Muskeln benötigt. Kalium chloratum ist für die Bildung des Blutfaserstoffs Fibrin und für die Lösung und Ausscheidung von Giftstoffen verantwortlich. Es hat einen Bezug zu allen Schleimhäuten und fördert, neben Nr. 2 Calcium phosphoricum, die Neubildung von Muskelzellen.

Wofür wir es brauchen

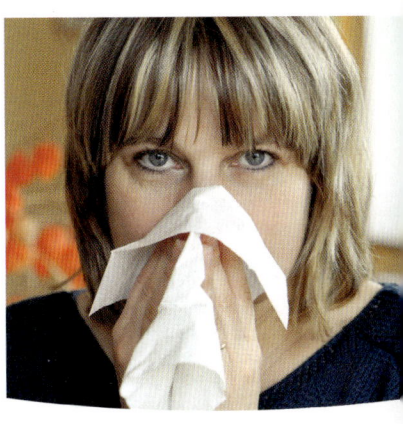

Kalium chloratum ist das Mittel für das zweite Entzündungsstadium und vollendet sehr oft die Arbeit von Nr. 3 Ferrum phosphoricum, dem Mittel für das erste Stadium. Das zweite Entzündungsstadium beginnt in der Regel drei bis vier Tage nach Beginn der Erkrankung und wird später durch das dritte Stadium und das entsprechende Salz Nr. 6 Kalium sulfuricum abgelöst. Typische Zeichen für den Beginn des zweiten Entzündungsstadiums sind beginnende Absonderungen wie Schnupfensekret, Schweiß usw., und allgemein deutliche äußere Krankheitsanzeichen (im Gegensatz zum anfänglichen „diffusen" Unwohlsein). Die Absonderungen, die auf einen Bedarf an Nr. 4 Kalium chloratum hinweisen, können klebrig sein, dies ist ein Hinweis auf Faserstoffe (Fibrin). Da die Übergänge der einzelnen Krankheitsstadien nicht immer deutlich voneinander abzugrenzen sind, können die Mittel für die verschiedenen Stadien auch gleichzeitig eingenommen werden, z. B. Nr. 3 Ferrum phosphoricum und Nr. 4 zu Beginn einer Erkrankung und anschließend im weiteren Verlauf der Krankheit Nr. 4 Kalium chloratum und Nr. 6 Kalium sulfuricum zusammen für den weiteren Verlauf. Allgemein kann man sagen, dass diese Absonderungen ein Zeichen beginnender Heilung sind, da hier der Körper bereits dabei ist, Entzündungsprodukte abzutransportieren.

Körperliche Beschwerden

Bei Schleimhautkatarrhen (Entzündungen z. B. Augen- und Mittelohrentzündung, Entzündung des Rachens, der Luftröhre, die Bronchien, der Magenschleimhaut, Sehnen- und Gelenkentzündung sowie Nieren- und Blasenentzündung usw.), aber auch bei Entzündungen der Haut und Ausschlägen (erkennbar an einem weißlichen Belag, der schuppig oder wie Mehl aussieht) ist Kalium chloratum häufig das Mittel der Wahl. Außerdem ist Nr. 4 Kalium chloratum sehr gut geeignet bei Verletzungen und Verbrennungen ersten und zweiten Grades (zweites Entzündungsstadium). Des Weiteren eignet es sich zum Ausleiten von Medikamenten- und Impfgiften sowei bei Beschwerden, die nach einer Narkose auftreten.

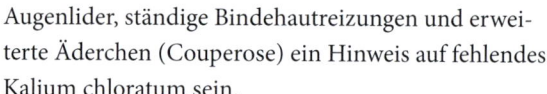

INFO

KALIUMHALTIGE NAHRUNGSMITTEL

In folgenden Lebensmitteln findet sich besonders viel Kalium: Keimlinge, z. B. Kresse, getrocknete Bierhefe (als Tabletten erhältlich), Kleieflocken, in Bohnen, v. a. in Sojabohnen, in Nüssen, besonders Pistazien, und in Kartoffeln.

Psychische Probleme

Ein Mangel an Kalium chloratum kann sich in Verwirrung und mangelnder Konzentration zeigen. Außerdem schlägt es sich in einer Art geistiger Starre nieder, die jegliche Veränderung und damit Entwicklung vermeiden möchte. Dabei kann eine traurige und depressive Stimmung vorherrschen und eine große Sorge um die Gesundheit (Hypochondrie).

Den Mangel erkennen

Typische Zeichen für einen Mangel an Kalium chloratum finden sich im Gesicht in Form eines milchfarbigen Hauttons, dem sogenannten „lymphatischen Milchgesicht". Beim Schließen der Augen kann sich diese Blässe als weißes Oberlid zeigen (Clownsgesicht), die Oberlippe kann hell schimmern (Milchbart) oder das ganze Gesicht hell und blass sein, evtl. mit einem leicht rötlichen oder bläulichen Schimmer. Mitunter kann man unter der Blässe die Adern durchschimmern sehen. Auch können gerötete Augenlider, ständige Bindehautreizungen und erweiterte Äderchen (Couperose) ein Hinweis auf fehlendes Kalium chloratum sein.

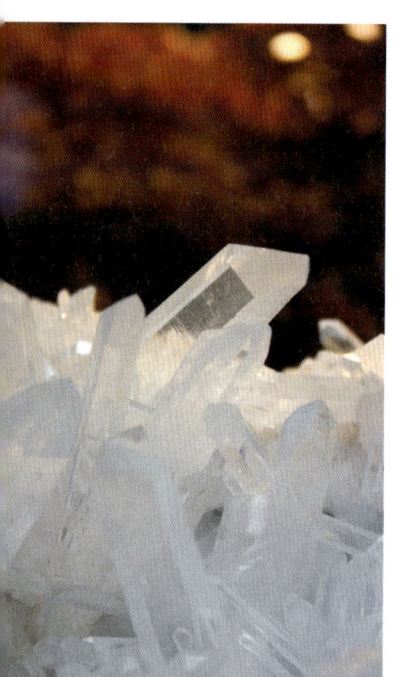

Dosierung und Potenz

Die Dosierung richtet sich danach, ob die Beschwerden eher als akut oder als chronisch einzustufen sind. Bei chronischem Mangel an Kalium chloratum, d. h. wenn bereits deutliche antlitzdiagnostische Zeichen im Gesicht erkennbar sind, empfiehlt es sich, über mehrere Wochen täglich drei bis sechs Tabletten einzunehmen. Für eine akute Entzündung kann stündlich, ja sogar alle fünf bis zehn Minuten eine Tablette eingenommen werden oder man greift zur „Heißen Sieben" (s. S. 21 f,. 31).

Nr. 5 Kalium phosphoricum

Phosphorsaures Kalium findet sich in unserem Körper in den Gehirn- und Nervenzellen, in den Muskeln, der Zwischenzellflüssigkeit und im Blut. Es gilt als eines der wichtigsten Mineralien unter den Schüßler-Salzen.

Wofür wir es brauchen

Die besondere Bedeutung dieses biochemischen Salzes liegt wohl darin begründet, dass es eine so große Rolle für unser gesamtes Nervensystem und bei der Abwehr von Krankheiten spielt. Es ist bei der Bildung von Lecithin, das für alle Funktionen des Gehirns gebraucht wird (gemeinsam mit Nr. 8 Natrium chloratum) unentbehrlich. Kalium phosphoricum wird nicht ohne Grund als „das Nervenmittel" innerhalb der Biochemie bezeichnet und bei allen Beschwerden eingesetzt, deren Ursache nervöse Überlastung, Überreizung und nicht zuletzt Erschöpfung sind. Aufgrund der wachsenden Anforderungen und nervlichen Belastungen in der Schule, beim Studium und im Berufsleben entsteht ein wachsender Bedarf. Aber auch aufgrund der ständigen Belästigung durch Lärm und der allgegenwärtigen Präsenz von Medien, die uns permanent mit Informationen „füttern", wird dieses biochemische Mineral immer wichtiger, um die Folgen der Belastungen auszugleichen und Erkrankungen vorzubeugen.

Aufgrund steigender nervlicher Belastungen in der heutigen Zeit ist auch Kalium phosphoricum eines der wichtigsten Mittel in der Schüßler-Salz-Therapie.

Körperliche Beschwerden

Aufgrund der starken Wirkung von Kalium phosphoricum auf das Nervensystem kann sich ein Mangel vielfältig auswirken, z. B. als nervöse Magenschwäche, nervöse Herzschwäche mit Herzklopfen und Angst, Schlaflosigkeit, nervöses Asthma und Sehschwäche, nervöse Kopfschmerzen u. a. Außerdem kann dieses biochemische Mineral besonders auch bei Lähmungen, wie Gesichts-, Augenmuskellähmung, Schielen, Schließmuskellähmung der Blase und des Afters, Muskelschwäche und anderen Muskellähmungen, hilfreich sein. Allgemein kann das Auftreten von üblem Geruch ein Hinweis auf den Bedarf an Kalium phosphoricum sein, z. B. als üblriechende Absonderungen bei Durchfall, Schweiß, Geschwüren und bei Mundfäule, Abzessen, Stinknase usw.

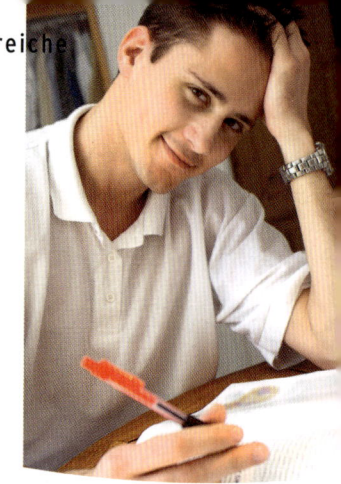

Bei Fieber unter 39 Grad ist Kalium phosphoricum das Schüßler-Salz der Wahl, wenn eine große Schwäche und Apathie damit einhergehen. Kalium phosphoricum ist außerdem ein wichtiges biochemisches Mittel zur Stärkung der Abwehrkräfte und zur Entgiftung, weswegen es bei allen schweren Infektionskrankheiten Einsatz findet, natürlich nicht als alleiniges, sondern als begleitendes Mittel zur entsprechenden ärztlichen Behandlung.

Psychische Probleme

Alle Zustände, die landläufig unter die Bezeichnung „schwaches Nervenkostüm" fallen und die Folgen von zu starker oder zu langer nervlicher Belastung sein können, wie z. B. das Lernen für eine Prüfung, die Folge von Nachtwachen, Schreibtisch- und Computerarbeit, emotionale Belastungen und andere nervenaufreibende Lebensumstände. Folgende Symptome und Beschwerden können dabei auftreten: nervöse Reizbarkeit, Schwäche und Erschöpfung, Weinerlichkeit, Traurigkeit, Ängste, Gedächtnisschwäche u. a.

TIPP

NERVENNAHRUNG

Wenn Sie in einer Prüfungssituation stehen, eine Doktorarbeit schreiben, viel lernen und hochkonzentriert arbeiten müssen oder Nachtwachen halten, dann ist Kalium phosphoricum für Sie das Mittel der Wahl. Sie werden bei regelmäßiger Einnahme dieses Salzes von seiner kräftigenden und allgemein stärkenden Wirkung profitieren können. Außerdem sollten Sie in solchen Situationen besonders darauf achtgeben, dass auch für regelmäßige Entspannung und Erholung gesorgt ist, Sie ausreichend Schlaf bekommen und auch Ihre Ernährung gesund und aufbauend ist.

Den Mangel erkennen

Äußerlich können Sie den Mangel an Kalium phosphoricum an einer Art aschgrauem Farbton, der sich am Kinn, an der Oberlippe oder auf dem gesamten Gesicht ausbreitet, erkennen. Manchmal zeigen sich auch aschgraue Schatten um die Augen. Wenn der Mangel sehr ausgeprägt ist und lange besteht, zeigt er sich durch schmale, eingefallen wirkende Schläfen. Das gesamte Gesicht kann einen müden, apathischen und beinahe ungewaschenen Eindruck machen. Manche Menschen sind aufgrund der nervlichen Belastung sehr ausgezehrt. Es besteht oft ein großes Bedürfnis nach Ruhe.

Dosierung und Potenz

Bei Kalium phosphoricum empfahl Dr. Schüßler die D6-Potenz. Die Dosierung richtet sich wie üblich danach, ob es sich eher um ein akutes oder ein chronisches Geschehen handelt. Bei einem Mangel, d. h. wenn bereits deutliche Zeichen wie die eingefallenen Schläfen im Gesicht erkennbar sind, empfiehlt sich die Einnahme von drei bis sechs Tabletten täglich über mehrere Wochen. Bei einem akuten Bedarf, z. B. in Lernphasen, kann stündlich, ja sogar alle fünf bis zehn Minuten eine Tablette eingenommen werden. Sobald die erhöhte Beanspruchung nachlässt und eine Besserung eintritt, ist die Dosis zu reduzieren.

Körperliche Gesundheit basiert u. a. auf einem gut funktionierenden Mineralienaustausch innerhalb und außerhalb unserer Zellen. Die Schüßler-Salze können diesen Prozess positiv beeinflussen.

Nr. 6 Kalium sulfuricum

Kaliumsulfat finden wir im Körper in den Schleimhäuten, in der Oberhaut und in Knorpel, Knochen und Nägeln. Nach Dr. Schüßler soll es kaum jemanden geben, der nicht hin und wieder einen kurzfristigen oder langfristigen Mangel an Nr. 6 Kalium sulfuricum hat.

Wofür wir es brauchen

Kaliumsulfat ist ein wichtiges Mittel bei allen chronischen Krankheitsprozessen und ist bekannt für seine anregende Wirkung auf unseren Stoffwechsel. Es unterstützt die Leber bei ihrer Entgiftungsarbeit und ist somit eines der wichtigsten Ausleitungs- und Entgiftungsmittel. Es fördert die Neubildung von Muskel- und Hautzellen und das Wachstum von Haaren und Nägeln. Gemeinsam mit Eisen ist es am Sauerstofftransport beteiligt und wird deshalb oft auch zusammen mit Nr. 3 Ferrum phosphoricum eingenommen. Nr. 6 Kalium sulfuricum ist zudem das Mittel für das dritte Entzündungsstadium und wird aus diesem Grund auch relativ häufig gebraucht. Im dritten Stadium einer Entzündung geht es v. a. um den Abtransport von abgestorbenen Zellen und Erregern in Form von Eiter und um die Neubildung von Haut und Schleimhaut. Somit vollendet es die Arbeit von Nr. 3 Ferrum phosphoricum für das erste und Nr. 4 Kalium chloratum für das zweite Entzündungsstadium.

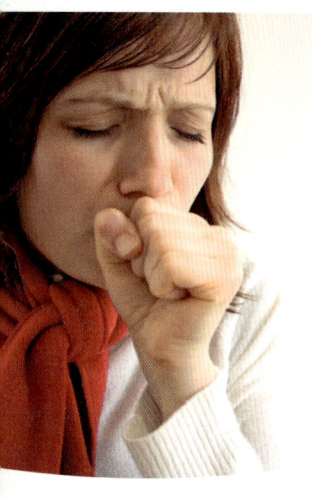

Körperliche Beschwerden

Als wichtiges Entzündungsmittel ist dieses Salz angezeigt bei Kehlkopfkatarrh, Bindehautentzündung, Schnupfen und Rachenkatarrh, Entzündung der Nasennebenhöhlen (Sinusitis) und des Mittelohrs (Otitis media), Bronchitis, Blasenentzündung, Magen- und Darmentzündung. Sie sollten es v. a. in Betracht ziehen, wenn die entsprechenden Entzündungen chronisch geworden sind und nicht mehr richtig ausheilen. Kalium sulfuricum wird ebenfalls häufig bei Problemen mit der Haut gebraucht, z. B. bei nächtlichem Juckreiz (auch in Verbindung mit Kinderkrankheiten), bei chronischen Hautausschlägen und besonders auch bei schuppigen Hautproblemen, deren ausgeprägteste Form die Schuppenflechte ist. Außerdem kommt es bei Gelenkbeschwerden zum Einsatz wie Arthrose, einem schweren und matten Gefühl in den Gelenken, bei wandernden Schmerzen, die sich durch Nässe und Wärme verschlimmern, sowie bei Wadenkrämpfen. Nächtliches Herzklopfen mit Beklemmungen oder Herzklopfen nach Aufregung können ebenfalls Hinweise auf den Bedarf an Nr. 6 sein. Ansonsten ist Kalium sufuricum bei Erkrankungen und Beschwerden der Leber und Gallenblase eines der wichtigsten Schüßler-Salze.

Psychische Probleme

Ein Bedarf an Kalium sulfuricum kann sich durch Müdigkeit, Erschöpfung und ein allgemeines Gefühl der Schwere und Mattigkeit zeigen. Auch eine traurige und ängstliche Stimmung kann ein Hinweis auf einen Mangel an Nr. 6 Kalium sulfuricum sein.

Den Mangel erkennen

Bei Kaliumsulfatmangel weist das Gesicht oft eine braungelbe Färbung auf, die sich in verschiedenen Farbnuancen zeigen kann. Manchmal ist dieser Farbton in einer A-Form wahrnehmbar, die sich von der Nasenwurzel an bis zum Kinn hinzieht. Die gelblich braune Färbung kann sich auch auf dem gesamten Gesicht zeigen oder wie eine Art braune Brille um das Auge herum erscheinen.

Anti-Aging oder Schönheit kommt von innen

Schüßler-Salze können zwar unsere Alterung nicht aufhalten, aber die biochemischen Funktionen und Prozesse, die unmittelbar mit dem Altern in Zusammenhang stehen, positiv beeinflussen.

Folgende Schüßler-Salze können hilfreich sein:

Ganz allgemein gilt Nr. 11 Silicea als das Verjüngungsmittel unter den Schüßler-Salzen.

Kräftigung des Bindegewebes: Nr. 1 Calcium fluoratum und Nr. 11 Silicea und als Salz und Salbe

Cellulite: Nr. 11 Silicea, Nr. 4 Kalium chloratum, Nr. 8 Natrium chloratum und Nr. 10 Natrium sulfuricum

Gesunde und kräftige Haare, Finger- und Zehennägel: Nr. 1 Calcium fluoratum und Nr. 11 Silicea

Haarausfall: Nr. 11 Silicea

Verbesserung der Haut: Nr. 1 Calcium fluoratum und Nr. 11 Silicea

Falten: Nr. 11 Silicea

Schlaffe Haut (auch Dehnungsstreifen): Nr. 1 Calcium fluoratum und Nr. 11 Silicea

Altersflecken: Nr. 1 Calcium fluoratum, Nr. 10 Natrium sulfuricum, Nr. 6 Kalium sulfuricum, Nr. 12 Calcium sulfuricum

Dosierung:

Als Kur zur Vorbeugung und Unterstützung bei bereits bestehenden Beschwerden empfiehlt es sich, die entsprechenden Schüßler-Salze über einige Monate – je drei bis sechs Tabletten täglich – einzunehmen. Dann sollte für einige Zeit (z. B. drei bis vier Wochen) eine Pause eingelegt werden und danach kann die Kur bei Bedarf (auch mehrmals) wiederholt werden. Achten Sie dabei von Zeit zu Zeit auf mögliche Veränderungen und passen Sie daraufhin ggf. Ihre Auswahl der Schüßler-Salze erneut an.

Dosierung und Potenz

Als wirksamste Potenz wird von Dr. Schüßler die D6 angesehen. Bei akuten Beschwerden empfiehlt sich die „Heiße Sieben" (s. S. 21 f., 33) oder es kann stündlich bis jeweils alle fünf bis zehn Minuten je eine Tablette eingenommen werden. Bei chronischen Beschwerden und zur Vorbeugung können drei bis sechs Tabletten täglich über einen langen Zeitraum hinweg genommen werden.

Nr. 7 Magnesium phosphoricum

Phosphorsaures Magnesium findet sich im menschlichen Körper in den Nerven-, und Muskelzellen, im Gehirn, im Blut, im Rückenmark und in fast allen Organen. Dieses Mineral hat mit den größten Wirkungsbereich innerhalb der Schüßler-Salze und wird gemeinsam mit Ferrum phosphoricum am häufigsten für akute Erkrankungen und Zustände genutzt. Es ist als sogenanntes „Blitzmittel" der Biochemie bekannt, nicht nur weil es sehr schnell wirken kann (innerhalb weniger Minuten), sondern auch, weil die zu behandelnden Schmerzen auch blitzartig sein können.

Wofür wir es brauchen

Nr. 7 Magnesium phosphoricum als wichtiges Schmerzmittel ist sozusagen die Schwester von Nr. 5 Ferrum phosphoricum, das ebenfalls bei vielen Arten von Schmerzen zum Einsatz kommt.

Magnesium wird gebraucht, um unsere Muskeln in einen Ruhetonus zu versetzen und nervöse Erregung zu dämpfen. Es spielt außerdem eine große Rolle bei der Aktivierung zahlreicher Enzyme, die unerlässlich für viele Stoffwechselprozesse sind, während Phosphor als Energieüberträger dient. Magnesium phosphoricum steuert das vegetative Nervensystem und sorgt dafür, dass in uns ein ausgewogenes Verhältnis zwischen Anspannung und Entspannung herrscht.

In Verbindung mit Nr. 1 Calcium fluoratum ist Nr. 7 Magnesium phosphoricum ein wichtiges biochemisches Mineral für die Entwicklung bei Kindern, da es wesentlich für den gesunden Aufbau der Knochenhüllen, der Zähne und des Zahnschmelzes ist.

Körperliche Beschwerden

Die größte Bedeutung hat Magnesium phosphoricum als Nerven- und Schwächemittel (gemeinsam mit Nr. 5 Kalium phosphoricum und Nr. 2 Calcium phosphoricum). Es ist v. a. bei Übererregung und Nervosität angezeigt. Außerdem hat es sich sehr bewährt bei Schmerzen, die als krampfartig, schießend und bohrend empfunden werden. Dies kann z. B. bei Migräne der Fall sein, bei Wadenkrämpfen, krampfartigem Husten, Zwerchfellkrampf (Schluckauf), Zahnung bei Kindern, Krämpfe des Magens, des Herzens, der Blase, Schreibkrämpfen usw. Ebenso ist Magnesium phosphoricum sehr hilfreich bei Koliken, die ja auch einen krampfartigen Charakter haben: Gallensteinkolik, Magenkolik, Koliken bei Blähungen, der Blase, des Darms usw. Bei Darmkoliken eignet sich wunderbar die „Heiße Sieben", die augenblicklich für Entspannung und Erleichterung der Schmerzen sorgen kann. Selbstverständlich sollten bei starken Beschwerden stets ein Arzt oder auch ein Notarzt herangezogen werden. So können sofort erforderliche (Notfall-)Maßnahmen ergriffen und eventuelle schwere Komplikationen ausgeschlossen werden. Ein wichtiger Hinweis auf einen Mangel an Magnesium phosphoricum ist, dass Wärme (z. B. Heizkissen, Wärmflasche) und Zusammenkrümmen die Schmerzen lindern, während sich bei Kälteeinwirkung eine spürbare Verschlechterung einstellt. Erfahrungsgemäß ist oft auch die Nr. 3 Ferrum phosphoricum bei starken Schmerzen hilfreich. Bitte denken Sie deshalb auch an dieses Salz, v. a. wenn Magnesium phosphoricum nicht die erwünschte Wirkung zeigt.

Um die Wirkung von Nr. 7 Magnesium phosphoricum zu unterstützen und die Beschwerden zu lindern, sollten Sie für Ruhe und Wärme sorgen. Auch eine kleine Massage kann für Entspannung sorgen.

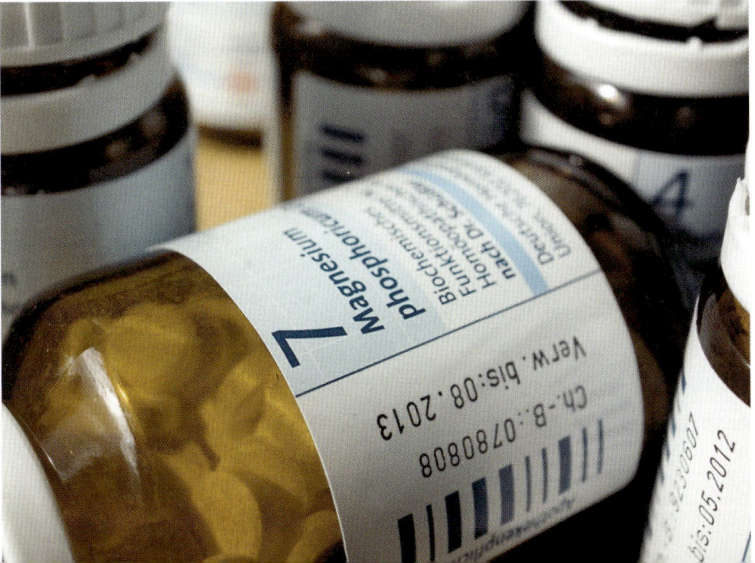

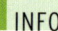

AN DIE WURZEL

Eine langfristige und echte Heilung von Beschwerden, die immer wieder auftreten, kann nur darin bestehen, deren Ursache wirklich zu beheben. Wenn Sie also die Erfahrung machen, dass Sie zwar im Notfall das jeweilige Schüßler-Salz mit Erfolg eingesetzt haben, die Beschwerden aber in Abständen erneut auftauchen, dann sollten Sie sich an Ihren Heilpraktiker wenden oder einen Arzt Ihres Vertrauens zu Rate ziehen.

Psychische Probleme

Ein erhöhter Magnesiumbedarf kann sich durch Reizbarkeit, Müdigkeit, rasche Erschöpfung und Lärmempfindlichkeit zeigen. Dies sind manchmal auch Anzeichen von zu viel Stress oder Überreizung. Zusätzlich zur Einnahme von Nr. 7 Magnesium phosphoricum sollten Sie für sich selbst prüfen, ob Sie auch ausreichend für Ruhe und Entspannung in Ihrem Tagesrhythmus sorgen. Nehmen Sie sich genügend Zeit, um die Eindrücke und Informationen, mit denen Sie täglich konfrontiert sind, zu verarbeiten.

Den Mangel erkennen

Der Mangel an Magnesium phosphoricum ist selbst von einem ungeübten Betrachter gut zu erkennen und tritt als sogenannte Magnesiumröte auf. Diese Röte kann von einer zarten und rosigen Färbung sein, aber auch intensiv und fleckig im Gesicht erscheinen, weswegen man sie auch als „hektische Flecken" bezeichnet. Sie kann plötzlich durch Aufregung, geistige oder körperliche Anstrengung, Alkoholgenuss oder auch ohne jeden äußerlich erkennbaren Grund bevorzugt auf den Wangen und am Hals auftauchen. Je nach Häufigkeit und Intensität dieses Zeichens kann auf einen momentanen oder einen chronischen Mangel an diesem wichtigen biochemischen Salz geschlossen werden. Mitunter kann auch ein Zittern der Hände auftreten.

Dosierung und Potenz

Als wirksamste Potenz wird von Dr. Schüßler die D6 angesehen. Bei akuten Problemen, wie z. B. starken Kopfschmerzen oder Schmerzen im Zusammenhang mit der Menstruation, hat sich die sogenannte „Heiße Sieben" bewährt. Für viele, die regelmäßig unter z. T. schlimmsten Schmerzen leiden müssen, ist die „Heiße Sieben" wegen Ihrer schnellen und entspannenden Wirkung eine wirkliche Entdeckung und große Hilfe.

Nr. 8 Natrium chloratum

Chlornatrium oder Natriumchlorid ist für uns ein lebensnotwendiges Mineral und hat biochemisch gesehen in unserem Körper die überaus wichtige Funktion, den Wasserhaushalt und – was eng damit verbunden ist – den Mineralhaushalt zu regulieren. Abhängig von Alter, Geschlecht und Körpergewicht besteht unser Körper zu 40 bis 80 Prozent aus Wasser. Innerhalb der Homöopathie wird Natrium chloratum auch als Natrium muriaticum bezeichnet. Bitte lassen Sie sich dadurch nicht verwirren, beide Begriffe bezeichnen ein und denselben Ausgangsstoff.

Nr. 8 Natrium chloratum sorgt dafür, dass wir innerlich gut „im Fluss sind". Das bezieht sich sowohl auf unsere emotionale als auch auf unsere körperliche Befindlichkeit.

Wofür wir es brauchen

Alle Abläufe des Körpers, wie Stoffwechsel, Austausch von Mineralien, die Verarbeitung unserer Nahrung, die Atmung und viele andere lebenswichtige Funktionen sind abhängig von einem gut funktionierenden Wasserhaushalt. Natrium chloratum ist verantwortlich für eine ausgewogene „Verteilung" des Wassers in unserem Körper. Die Gesundheit und Versorgung aller Zellen, wie die der Haut, der Schleimhaut, der Muskeln, Knochen, Nerven usw. sind auf Natrium chloratum angewiesen, ebenso der Transport von Mineralien und unsere Muskeltätigkeit. Die Bedeutung von Nr. 8 Natrium chloratum für den Säure- und Basen-Haushalt unseres Körpers macht es zu einem wichtigen Salz für unsere Abwehrkräfte.

Körperliche Beschwerden

Bei allen Beschwerden, die auf einen gestörten Wasserhaushalt zurückzuführen sind, wie z. B. tränende oder trockene Augen, trockene Haut, evtl. mit Juckreiz, Aufgedunsenheit und Ödemen, trockener Husten, Verstopfung oder Durchfall usw., ist Natrium chloratum das biochemische Mittel der Wahl. Aber auch Probleme mit dem Blutdruck, Kopfschmerzen und Migräne, schwache und knackende Gelenke, rheumatische Erkrankungen, Gicht, Insektenstiche, Kopfschuppen usw. Typisch für einen Mangel an Nr. 8 Natrium chloratum ist eine Verschlechterung des körperlichen Befindens und oft auch der Stimmung bei Aufenthalten am Meer, am Wasser oder bei feuchtem und nebligem Wetter.

55

GANZHEITLICHKEIT

Damit ist gemeint, dass eine innere Störung oder Krankheit nicht auf einzelne Organe beschränkt ist und auch gar nicht sein kann, sondern immer den gesamten Menschen betrifft. Deshalb ist es für eine grundlegende und dauerhafte Heilung auch so wichtig, eine Methode zu wählen, die das berücksichtigt, wie z. B. die Biochemie, die Homöopathie oder auch andere Verfahren wie Traditionelle Chinesische Medizin (TCM), Ayurveda und Phytotherapie (Pflanzenheilkunde).

Psychische Probleme

Ein Mangel an Nr. 8 Natrium chloratum kann sich auf der psychischen Ebene durch Traurigkeit, Verschlossenheit und eine Art „Austrocknung" bemerkbar machen, die sich nicht nur körperlich, sondern auch auf emotionaler Ebene zeigen kann.

Den Mangel erkennen

Um den Mangel an Natrium chloratum auf dem Gesicht zu erkennen, sollten Sie nach einem feinen Glanz Ausschau halten, der sich durch Abwischen nicht entfernen lässt. Man nennt ihn auch „Gelatineglanz" und er findet sich zuerst auf der Nase, später dann rings um die Augen oder auf dem gesamten Gesicht. Außerdem kann das Gesicht durch den gestörten Wasserhaushalt aufgequollen und gedunsen sein, was sich auch in einer großporigen Hautoberfläche ähnlich der einer Orangenschale äußern kann. Zusätzlich ist die Aufgedunsenheit der Wangen an den sogenannten „Platzbacken" zu sehen, die ebenfalls den Gelatineglanz aufweisen können. Mitunter können eine große Frostigkeit, hängende Schultern und eine gewisse Abmagerung auf einen Mangel an Nr. 8 Natrium chloratum hinweisen.

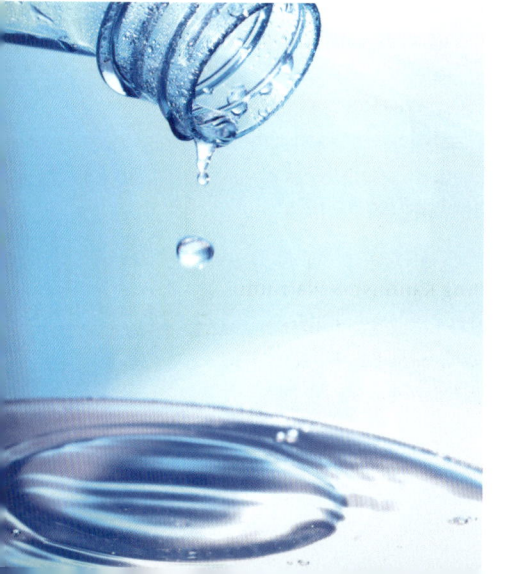

Dosierung und Potenz

Als wirksamste Potenz wird von Dr. Schüßler die D6 angesehen. Bei akuten Beschwerden kann stündlich oder sogar alle fünf bis zehn Minuten je eine Tablette (oder morgens, mittags und abends jeweils drei bis fünf Tabletten) eingenommen werden. Bei chronischen Beschwerden und zur Vorbeugung können drei bis sechs Tabletten täglich über einen längeren Zeitraum hinweg genommen werden.

Nr. 9 Natrium phosphoricum

Phosphorsaures Natrium findet sich in fast allen Zellen unseres Körpers, besonders aber im Gehirn, im Blut und in Gewebeflüssigkeit. Säuren, die bei zahlreichen Stoffwechselvorgängen entstehen, werden mithilfe von Natrium phosphoricum gelöst und gebunden, um sie ungehindert ausscheiden zu können.

Wofür wir es brauchen

Aufgrund seiner wichtigen Funktion innerhalb des Säure- und Basen-Haushaltes bindet es z. B. die Milchsäure, die sonst nach übermäßigen körperlichen Aktivitäten für den unangenehmen Muskelkater sorgt. Natrium phosphoricum ist aber nicht nur für Sportler von unschätzbarem Wert, sondern wird auch allgemein als ein wichtiges Entsäuerungsmittel gebraucht. Unsere Lebensweise trägt häufig dazu bei, dass wir uns meist in einem Zustand der Übersäuerung befinden. Das geschieht v. a. durch unsere Ernährung, aber auch durch Stress und zu wenig Bewegung an der frischen Luft. Natrium phophoricum neutralisiert die Säuren, die als Endprodukt vieler biochemischer Prozesse entstehen und sonst den Körper z. T. erheblich belasten können. Es gibt viele Erkrankungen und Beschwerden, die auf einen gestörten Säure-Basen-Haushalt zurückgeführt werden können. Mitunter ist sogar eine entsprechende Umstellung der Ernährung und Lebensweise allein ausreichend, um viele Beschwerden zum Abklingen zu bringen. Mit Unterstützung des Schüßler-Salzes Nr. 9 Natrium phosphoricum kann unser Körper wieder ins Gleichgewicht kommen und sich erholen.

Körperliche Beschwerden

Bei allen typischen Beschwerden einer Übersäuerung kann Nr. 9 Natrium phosphoricum sehr hilfreich sein. Diese sind z. B. Sodbrennen, saurer Geschmack, Aufstoßen und Erbrechen (auch beim Kleinkind), Blähungen, Durchfall, Rheumatismus, Gicht, schlecht heilende Wunden (z. B. offene Beine) und Hautprobleme (z. B. Akne).

Außerdem sollte man bei folgenden Beschwerden und Erkrankungen an Natrium phosphoricum denken: Krampfadern, Hämorrhoiden, Reiseübelkeit, Blasenentzündung und andere Entzündungen, Zuckerkrankheit.

Psychische Probleme

Ein Mangel an Natrium phosphoricum kann von einer traurigen, missmutigen oder auch „sauren" (!) Stimmung begleitet sein. Ebenso kann sich eine gewisse Ängstlichkeit und Überreizung zeigen. Bei allgemeiner Schwäche bis hin zu starker emotionaler Erschöpfung nach Zeiten großer Begeisterung und Schaffenskraft (Burn-Out-Syndrom) ist die Einnahme von Natrium phosphoricum oft sehr hilfreich.

TIPP

SÄUREN UND BASEN

Folgende Lebensmittel sind als stark basenbildend bekannt und können somit einer möglichen Übersäuerung vorbeugen oder auch bei bestehenden Beschwerden hilfreich sein: Keimlinge, frische Oliven, Gurken, Kartoffeln, Rote Bete, schwarzer Rettich, Kohlrabi, Salate, Sellerieblätter, Zichorienwurzel, Karotte, Topinambur, Melone, Papaya, Mango, Kastanien und Feigen. Ansonsten sind fast alle Gemüse- und Obstsorten basenbildend. Starke Säuren bilden z. B. Fleisch, alles Süße, Milchprodukte, Kaffee, Alkohol und Eiweiß. Achten Sie also zur Vorbeugung oder wenn bereits entsprechende Beschwerden entstanden sind auf eine möglichst ausgewogene Ernährung. Dies bedeutet, den Schwerpunkt auf genügend basenbildende Lebensmittel zu legen, und säurebildende nur in geringen Mengen zu sich zu nehmen.

Den Mangel erkennen

Ein Mangel an Nr. 9 Natrium phosphoricum zeigt sich besonders durch einen fettigen Glanz auf der Haut, der, anders als bei einem Natriumchloridmangel, aber leicht abwischbar ist. Außerdem finden sich Hautunreinheiten wie Pickel und Mitesser im Bereich von Nase, Mund oder auf der Stirn sowie Fettablagerungen um das Auge (Xanthelasmen). Mitunter zeigen sich fettig wirkende und leicht hängende Wangen. Als Zeichen für einen ausgeprägten Mangel an Natrium phosphoricum gilt das Doppelkinn.

Dosierung und Potenz

Als Regelpotenz wird die D6 von Dr. Schüßler angegeben. Bei akuten Beschwerden kann stündlich oder sogar alle fünf bis zehn Minuten je eine Tablette eingenommen werden oder morgens, mittags und abends jeweils drei bis fünf Tabletten. Bei chronischen Beschwerden und zur Vorbeugung können drei bis sechs Tabletten täglich über einen langen Zeitraum hinweg eingenommen werden.

Nr. 10 Natrium sulfuricum

Natriumsulfat oder auch Glaubersalz findet sich in unserem Körper vorwiegend in der Flüssigkeit außerhalb der Zellen (extrazellulär) und in allen Körpersäften (z. B. Blut, Lymphe usw.). Gemeinsam mit Nr. 8 Natrium chloratum reguliert es v. a. unseren Wasserhaushalt und ist darüber hinaus bekannt als sehr gutes Mittel für die allgemeine Ausscheidung (z. B. von Giftstoffen wie Medikamentengiften oder von Abfallstoffen, die bei der Verdauung entstehen).

Wofür wir es brauchen

Im Bezug auf den Wasserhaushalt hat Nr. 10 Natrium sulfuricum die Aufgabe, Wasser anzuziehen und zu binden, um es auf den natürlichen Wegen, z. B. über die Nieren bzw. die Harnwege und die Haut aus dem Körper herauszutransportieren. Im Gegensatz dazu hat Nr. 8 Natrium chloratum eher die Funktion, Wasser in die Zellen hineinzubringen und damit deren Vergrößerung, Teilung und schließlich Neubildung zu bewirken. Insgesamt kommt Natrium sulfuricum also eine große Rolle beim Abtransport von überschüssigem Wasser und gleichzeitig der damit einher gehenden Entgiftung zu. Außerdem regt dieses Schüßler-Salz den Gallefluss an, wodurch die Leber in ihrer so überaus vielfältigen Tätigkeit unterstützt und entlastet wird. Unser gesamter Stoffwechsel und damit unsere Gesundheit und unser Wohlbefinden profitieren von den regulierenden und die Ausscheidung anregenden Eigenschaften von Nr. 10 Natrium sulfuricum. Als unterstützendes Mittel während einer Frühjahrs- oder allgemeinen Ausleitungskur ist es fast unverzichtbar.

Eine gesunde Ausscheidungsfunktion ist eine wichtige Grundlage für unsere Gesundheit. Das Schüßler-Salz Nr. 10 spielt dabei eine wesentliche Rolle und kann diese Funktion entscheidend verbessern.

Körperliche Beschwerden

Alle Beschwerden und Erkrankungen, die auf eine mangelnde Ausscheidungstätigkeit unseres Körpers zurückzuführen sind, können mit der Einnahme von Nr. 10 Natrium sulfuricum positiv beeinflusst oder sogar vollständig behoben werden. Dies betrifft v. a. Probleme bei der Verdauung wie z. B. Blähungen, Verstopfung, aber auch akute und chronische Durchfälle, Gallensteine, Gelbsucht sowie die Zuckerkrankheit, bei der die

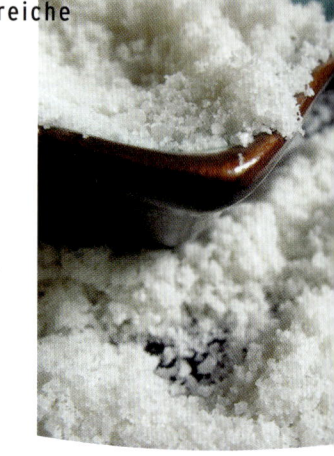

Bauchspeicheldrüse betroffen ist. Bei Störungen des Wasserhaushalts können Ödeme (Schwellungen durch Wasseransammlungen) an verschiedenen Stellen des Körpers auftreten wie z. B. an den Unterschenkeln (besonders bei Venenschwäche im Sommer, in der Schwangerschaft). Erkrankungen der Haut lassen sich durch Nr. 10 Natrium sulfuricum ebenfalls positiv beeinflussen, wie z. B. Hautbläschen, nässende Hautausschläge, Akne, Feigwarzen, Hautpilze, fettige Haut usw. Außerdem hat sich die Einnahme dieses Schüßler-Salzes bei unwillkürlichem Harnabgang (z. B. beim Lachen oder Husten), Bettnässen oder auch bei Rheuma, Gicht und Erkältungskrankheiten bewährt. Ein Hinweis auf einen Bedarf an Natrium sulfuricum ist, dass sich die Beschwerden oft bei feuchtem Wetter, Nebel und in der Nähe von Gewässern verschlimmern. Außerdem können sich jeweils gelbe oder grüngelbe Absonderungen zeigen.

Psychische Probleme

Ein Mangel an Natrium sulfuricum kann sich erfahrungsgemäß durch eine gewisse Schwere und Mattigkeit zeigen, aber auch durch soziale Kontaktarmut und eine starke Traurigkeit. Bei schwerwiegenden und anhaltenden Sorgen und Problemen sollten Sie aber unbedingt eine fundierte Behandlung bei einem Heilpraktiker oder Arzt Ihres Vertrauens in Betracht ziehen.

Den Mangel erkennen

Ein Mangel an Natrium sulfuricum ist am besten erkennbar an einer Röte, die v. a. auf der Nase, aber auch über dem Nasensattel und auf den Wangen (die sogenannte Schmetterlingsröte) zu finden ist. Diese Röte können Sie leicht unterscheiden von der meist fleckigen Röte, wie sie bei einem Mangel an Magnesium phosphoricum auftritt und die sich nur auf den Wangen zeigt. Insgesamt kann das Gesicht aber eine gelbliche bis gelblich grüne Farbe aufweisen, die sich um den Mund, auf der Stirn, auf dem Nasensattel oder vor dem Ohr zeigen kann.

Dosierung und Potenz

Als wirksamste Potenz wird von Dr. Schüßler die D6 angesehen.
Bei akuten Beschwerden kann stündlich oder sogar alle fünf bis zehn
Minuten jeweils eine Tablette (oder morgens, mittags und abends jeweils
drei bis fünf Tabletten) eingenommen werden. Bei chronischen Beschwerden und zur Vorbeugung können drei bis sechs Tabletten täglich
über einen längeren Zeitraum hinweg genommen werden.

Nr. 11 Silicea

Die Kieselsäure, so der deutsche Name von Silicea, ist wohl das bekannteste Mineral innerhalb der Schüßler-Salze. Aufgrund seiner Reaktionsfreudigkeit ist es überall auf der Erde in vielen verschiedenen Verbindun-
gen und Formen verbreitet, wobei der Bergkristall die wohl reinste und
schönste Form darstellt.

Wofür wir es brauchen

In unserem Körper spielt Silicea eine große Rolle, und zwar v. a. für das
Bindegewebe und für unsere Abwehrkräfte. Wir finden dieses Mineral in
unserer Haut, in Haaren und Nägeln, Sehnen, Bändern, Gelenkknorpeln
und auch in den Blutgefäßen usw. Es hat die Fähigkeit, harnsaure Kristall-
ablagerungen aufzulösen, wie sie bei Gicht und auch Nierensteinen vor-
kommen.
Generell sorgt Silicea für Stabilität und Elastizität. Wie können wir uns
das genauer vorstellen? Dieses Wechselspiel von Härte und Biegsamkeit
kann man sich gut anhand eines Grashalms vor Augen führen. Wäre er
zu hart, würde er zerbrechen. Wäre er zu weich und zu biegsam, wäre
er nicht imstande aufrechtzustehen. In dieser Funktion kann man sich
Silicea gut in unserem Körper, z. B. in der Wirbelsäule, in den Gelenken,
Venen, in der Haut, in Haaren und Nägeln vorstellen. Silicea steht in einer
besonderen Verbindung zum Kalkstoffwechsel. Es ist an der Aufnahme
von Calcium aus der Nahrung beteiligt. Da die Beschaffenheit des Bindegewebes erwiesenermaßen einen großen Einfluss auf unsere Abwehrkräfte

Nr. 11 Silicea ist das wichtigste Mittel für unsere äußere Schönheit. Da diese ja bekanntlich nicht unabhängig von innerer Schönheit und Gesundheit bestehen kann, wirkt sich die Einnahme dieses Minerals natürlich ebenso günstig auf viele andere Beschwerden und Erkrankungen aus.

hat, ergibt sich daraus die besondere Bedeutung von Silicea für unsere Gesundheit. Schließlich entscheidet der Zustand unserer Immunabwehr (oder der sogenannten Lebenskraft) darüber, ob wir gesund bleiben oder nicht.

Körperliche Beschwerden

In folgenden Bereichen hat sich die Wirksamkeit von Silicea vielfach bewährt:

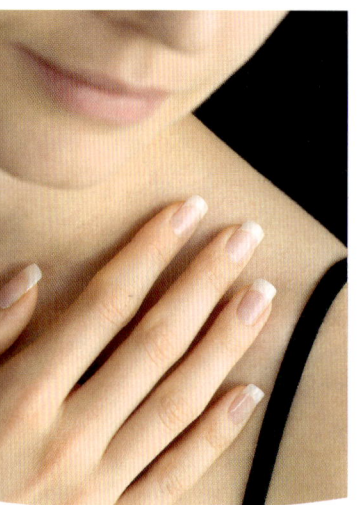

- Haut, Haare und Nägel: viele Formen von Hautausschlägen, trockene Haut, vorzeitige Erschlaffung der Haut, Haarausfall, brüchige Nägel, Nagelbettentzündung, Eiterungen, Furunkel, Austreibung von Splittern
- Bindegewebe: Bindegewebsschwäche wie z. B. Organsenkungen, Krampfadern, Hämorrhoiden
- Knochen und Zähne: Karies, Gelenkprobleme, schlechter Knochenbau (bei Kleinkindern), Sehnen- und Bänderschwäche, Gicht, Hüftgelenksentzündung, Überbein, Knochenhautentzündung, Knochenfistel, Rachitis, Knochenbrüche
- allgemeine Abwehrschwäche, Erkältungsneigung
- übermäßige Schweißneigung, besonders an den Füßen
- Nierensteine

Psychische Probleme

Ein Hinweis auf den Bedarf an Nr. 11 Silicea können folgende Beschwerden sein: mangelndes Selbstbewusstsein, übertriebene Vorsicht, geistige Starrheit und Perfektionismus, starke Ängste in Hinblick auf Krankheiten (Hypochondrie), Existenzängste und Prüfungsangst.

Den Mangel erkennen

Im Gesicht sind typisch für einen Siliceamangel die tief liegenden Augen, sie liegen quasi ganz weit hinten in den Augenhöhlen. Zudem gibt es die sogenannten Krähenfüße am äußeren Augenwinkel, diese ganz kleinen und feinen Falten, die sich beim Lächeln so liebenswürdig zusammenziehen. Auch sieht man einen feinen glasigen Glanz, der zuerst auf der Nase auftaucht und sich von da über das ganze Gesicht ausbreitet. Auf der Stirn sieht es dann manchmal so aus, als ob die Haut kaum noch Poren hätte. Siliceamangel ist erkennbar an Geheimratsecken, krumm wachsenden Finger- und Zehennägeln, weißen Flecken auf den Nägeln, schlaffer Muskulatur und sehr großer Frostigkeit. Besonders bei Kindern ist die Haut manchmal sehr hell und zart und die Adern scheinen fein durch. Bisweilen sehen solche Kinder auch sehr erwachsen, ja regelrecht alt aus.

> **TIPP**
>
> ## KIESELSÄURE IN DER NAHRUNG
>
> Folgende Lebensmittel enthalten besonders viel Kieselsäure: Hirse, (Bio-)Kartoffeln mit Schale, Kohl, Spargel, Erdbeeren, Feigen und Kräutertee aus Schachtelhalm und Schlangenknöterich.

Silicea wirkt sehr langsam und sollte daher kontinuierlich mindestens einige Wochen, am besten über Monate eingenommen werden.

Nr. 12 Calcium sulfuricum

Schwefelsaures Calcium gilt ein bisschen als das Stiefkind innerhalb der Familie der Biochemie. Dr. Schüßler entfernte es in seinem späteren Schaffen wieder aus seiner „Abgekürzten Therapie", da er der Meinung war, dass die anderen Salze die Anwendung von Nr. 12 Calcium sulfuricum überflüssig machen würden. Seine Nachfolger nahmen aber dieses wichtige Salz zu Recht wieder in die Liste der Schüßler-Salze auf, und viele Patienten und Laienanwender konnten sich seitdem von seiner speziellen Wirkung überzeugen. Calcium sulfuricum findet sich in Leber, Galle, Gehirn, Herz, Milz, in Eierstöcken und Hoden, in unseren Muskeln und Schleimhäuten und hat allgemein eine lösende und ausscheidende Wirkung. Außerdem spielt es bei der Blutgerinnung eine Rolle.

Wofür wir es brauchen

Immer, wenn die Ausscheidungsfunktionen gestört sind, ist Nr. 12 Calcium sulfuricum von unschätzbarem Wert. So hilft dieses Mineralsalz z. B. bei Stoffwechselträgheit und regt die Sekretion von Leber, Galle, Darm, Lymphen und Schleimhäuten an . Außerdem hat es eine sehr gute ausleitende Wirkung auf Abszesse, Furunkel und alle Eiterungsprozesse, egal, ob sie sich auf der Haut oder an anderen Stellen des Körpers befinden. Wichtig ist nur, dass eine Öffnung für die Ausleitung nach außen hin vorhanden ist.

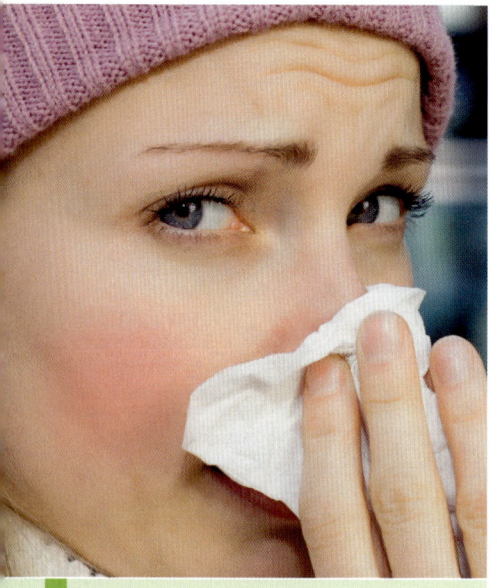

Körperliche Beschwerden

Calcium sulfuricum findet seine Anwendung bei Problemen wie z B. chronische Sinusitis (Nasennebenhöhlenentzündung), Schnupfen, Husten, Bronchitis usw., meist mit gelbem (eitrigem) Sekret. Es ist wegen seiner außerordentlichen Wirkung bei Entzündungen und Eiterungen (s. diesbezüglich auch Nr. 11 Silicea) sehr hilfreich bei Zahnherden, Gerstenkörnern, Herpes und Akne, Abszessen und schlecht heilenden Wunden. Bei hartnäckigen Blasenentzündungen, Unfruchtbarkeit bei Männern und Frauen aufgrund von Entzündungen sowie bei rheumatischen und entzündlichen Gelenkproblemen hat es sich ebenfalls sehr bewährt. Ein Hinweis auf den Bedarf an Nr. 12 Calcium sulfuricum kann die Verschlechterung durch Feuchtigkeit, Zugluft, den Aufenthalt in warmen Räumen und die Erleichterung der Beschwerden durch trockene Luft im Freien sein.

Psychische Probleme

Nr. 12 Calcium sulfuricum kann hilfreich bei der Entwöhnung, Ausleitung und Entgiftung von Suchterkrankungen sein. Außerdem kann eine starke Sensibilität und ein Bedürfnis nach Schutz ein Hinweis auf den Bedarf an diesem Salzes sein.

■ INFO

VIELSEITIGER HELFER

Seit Bestehen der Schüßler-Salz-Therapie konnten bisher vielfältige Erfahrungen mit der Anwendung der biochemischen Mineralsalze gesammelt werden. Dabei hat sich herausgestellt, dass die Einnahme von Nr. 12 Calcium sulfuricum die Aufnahme anderer Schüßler-Salze unterstützen und damit deren Wirkung verbessern kann. Schon allein deshalb und natürlich auch aufgrund seiner sonstigen Erfolge hat sich Nr. 12 Calcium sulfuricum seine Daseinsberechtigung unter den zwölf wichtigsten Schüßler-Salze „verdient".

Ausleitung und Regeneration mit Schüßler-Salzen

Wir sind täglich mit den verschiedensten Stoffen konfrontiert, mit denen sich unser Körper und besonders unser Immunsystem auseinandersetzen muss. Dazu zählen bestimmte Nahrungs- und Genussmittel, Nahrungszusatzstoffe, chemische Reinigungsmittel, Kosmetika, Umweltgifte, Schwermetalle und Medikamente, um nur einige zu nennen. Wenn man davon ausgeht, dass unsere Abwehr, die entsprechenden Organe und Systeme und besonders auch unser Bindegewebe im Bereich der Ausleitung eine immer größere Arbeit zu leisten haben, ist es sicher sinnvoll, in bestimmten Abständen die Ausscheidung und Regeneration aktiv anzuregen und zu unterstützen.

Folgende Schüßler-Salze werden empfohlen:

Zur Ausleitung: Nr. 10 Natrium sulfuricum
Zusätzlich: Nr. 6 Kalium sulfuricum, Nr. 4 Kalium chloratum, Nr. 8 Natrium chloratum und Nr. 11 Silicea

Zur Regeneration nach überstandenen Erkrankungen: Nr. 2 Calcium phosphoricum, Nr. 3 Ferrum phosphoricum, Nr. 5 Kalium phosphoricum, Nr. 6 Kalium sulfuricum, Nr. 8 Natrium chloratum und Nr. 10 Natrium sulfuricum

Zur Unterstützung bei Fasten- und Frühjahrskuren: Nr. 10 Natrium sulfuricum, Nr. 4 Kalium chloratum, Nr. 6 Kalium sulfuricum, Nr. 9 Natrium phosphoricum und Nr. 12 Calcium sulfuricum

Dosierung

Bei akuten Beschwerden oder bei der Ausleitung von kürzlich aufgenommenen Giftstoffen (z.B. nach dem Einatmen von Lackfarben, Medikamente, Impfstoffe usw.) sollten Sie zuerst an die Einnahme der „Heißen Sieben" (s. S. 21 f., 33) der entsprechenden Schüßler-Salze denken. Als Ausleitungskur und zur Regeneration nach Erkrankungen empfiehlt sich die Einnahme von je drei bis sechs Tabletten täglich über einen Zeitraum von einigen Monaten.

Den Mangel erkennen

Die sogenannten Altersflecken, die als braune Ablagerungen unter der Hautoberfläche erscheinen, sind ein Zeichen für einen erhöhten Bedarf an Calcium sulfuricum. Insgesamt können das Gesicht und die Haut eine kalkweiße Blässe oder auch einen gelblichen Ton aufweisen. Auch gelbe Fingernägel können einen Mangel an diesem Mineralsalz anzeigen.

Dosierung und Potenz

Es wird die D6 als bevorzugte Potenz vorgeschlagen. Bei akuten Beschwerden kommt die Einnahme der „Heißen Sieben" in Betracht. Außerdem kann stündlich oder sogar alle fünf bis zehn Minuten eine Tablette eingenommen werden (oder morgens, mittags und abends jeweils drei bis fünf Tabletten). Bei chronischen Beschwerden und zur Vorbeugung können drei bis sechs Tabletten täglich über einen längeren Zeitraum genommen werden.

INFO

Die zwölf Schüßler-Salze und ihre Anwendungsbereiche

Nr. 1 Calcium fluoratum	Elastizität für Fasern, Oberhaut, Bindegewebe, Aufbau von Knochen und Zähnen	Krampfadern, Hämorrhoiden, Parodontose, Karies, Narben, Gelenkbeschwerden, Bänder- und Sehnenprobleme
Nr. 2 Calcium phosphoricum	Aufbau von Knochen und Zähnen (bes.: Entwicklung bei Kindern), Blutregeneration, Nerven, Kräftigung, „Frauenmittel", eiweißartige Absonderung	Parodontose und Karies, Knochenwachstum (Kinder), Anämie, Erschöpfung, Schulkopfschmerz, Durchblutungsstörungen
Nr. 3 Ferrum phosphoricum	Notfallmittel, Fieber- und Schmerzmittel, Muskeln, Entzündungsstadium Nr. 1	Eisenmangel, Schmerzen (Rheuma, Gicht, Ischias usw.), Durchfall, Verstopfung, Verletzungen (Zerrungen, Quetschungen usw.), Muskelschwäche, Erschöpfung
Nr. 4 Kalium chloratum	Ausleitungsmittel, Schleimhäute, Drüsen	Erkältungen, Augen-, Ohren-, und Halsentzündung, Bronchitis, Sehnen- und Gelenkentzündung, Hautausschläge, Verbrennungen

Nr. 5 Kalium phosphoricum	Nervenmittel, Gehirn- und Herzmittel, Fieber über 39 Grad	Erschöpfung, Schwäche, Nervosität, Angst, Asthma, Durchfall, Schwitzen, Geschwüre, Abszesse, Infektionen, Lähmungen
Nr. 6 Kalium sulfuricum	Entgiftung, bes. der Leber, Haut und Schleimhaut, Muskeln, Entzündungsstadtium Nr. 3	Erkältungen, Kehlkopfentzündung, Schnupfen, Sinusitis, Ohrentzündung, Blasenentzündung, Juckreiz, chronische Hautprobleme (Psoriasis), Arthrose, Herzbeklemmung
Nr. 7 Magnesium phosphoricum	Nerven, Muskeln, Gehirn- und Rückenmark, Knochen, Drüsen, Säure-Basen-Gleichgewicht	Migräne, Wadenkrämpfe, Menstruationsbeschwerden, Zahnungsbeschwerden (Kinder), Magenkrämpfe, Blasenkrämpfe, Schwäche, Übererregung, Schmerzen (krampfartig)
Nr. 8 Natrium chloratum	Blutmittel, Wasserhaushalt, Muskeln, Bänder	Anämie, Schwellungen (Ödeme), Allergien, Heuschnupfen, Hautekzeme, trockene Augen, Blutdruckprobleme, Anämie, Kopfschmerzen, Migräne, Rheuma, Gicht, Insektenstiche
Nr. 9 Natrium phosphoricum	Übersäuerung, Steinbildung, gelbe Absonderungen	Blähungen, Durchfall, Sodbrennen, Akne, schlechte Wundheilung, Krampfadern, Hämorrhoiden, Diabetes mellitus, Blasenentzündung, Reiseübelkeit
Nr. 10 Natrium sulfuricum	Entgiftungs- und Ausscheidungsmittel, Stoffwechsel, Leber, Galle, Nieren, Darm, Bauchspeicheldrüse, grüngelbe Absonderungen	Akne, Hautpilz, Blähungen, Verstopfung, Durchfall, Gallensteine, Gelbsucht, Diabetes mellitus, Ödeme, Bettnässen, Rheuma, Gicht, Erkältungen
Nr. 11 Silicea	Bindegewebe, Haare, Nägel, Drüsen, Nerven, Schweißregulierung	Hautprobleme, Haarausfall, Krampfadern, Narben, Hämorrhoiden, Sehnen- und Bänderschwäche, Gelenkprobleme, Abszesse, Fisteln, Furunkel
Nr. 12 Calcium sulfuricum	Schleimhäute	Sinusitis, Erkältungen, Bronchitis, Zahnherde, Fisteln, Abszesse, Gerstenkorn, Akne, Herpes, Gelenkprobleme, Blasenentzündung, Süchte

Die Ergänzungsmittel

Dr. Schüßler selbst hielt die Anwendung der zwölf Hauptsalze für völlig ausreichend, um nahezu alle Beschwerden zu behandeln. Seine Nachfolger jedoch ergänzten seine Therapie um weitere Mineralien.

Aufgrund der wachsenden Erfahrung und der Weiterentwicklung der Schüßler-Salz-Therapie werden immer mehr auch die sogenannten Ergänzungsmittel bekannt. Diese Mineralien wurden erst nach dem Tod Dr. Schüßlers im menschlichen Organismus nachgewiesen und erforscht und von seinen Nachfolgern der von ihm begründeten Biochemischen Therapie hinzugefügt.

Im Folgenden erhalten Sie eine kurze Einführung in die Anwendung der Ergänzungs-Salze. Mit fachkundiger Hilfe ist es schon möglich auch hier nach und nach eigene Erfahrungen mit diesen Salzen zu sammeln und fundierte Kenntnisse anzueignen. Die Lektüre weiterführender Literatur und die Veranstaltungen der Biochemischen Vereine können dabei eine gute Unterstützung sein (s. S. 125). Dr. Schüßler selbst ging jedoch davon aus, dass zur Vorbeugung und Behandlung der meisten Krankheiten die Anwendung der zwölf von ihm erforschten biochemischen Salze als völlig ausreichend gilt.

Nr. 13 Kalium arsenicosum (Kaliumarsenit)

Dieses Salz wird besonders für folgende Beschwerden eingesetzt: juckende, trockene und brennende Hautekzeme, Akne, Schlafstörungen, Schwäche, Anämie, Depression, Abmagerung, Gelenkbeschwerden und wässriger Durchfall. Auffallend bei einem Mangel ist eine Empfindlichkeit bei Kälte und eine Besserung durch Wärme.

Nr. 14 Kalium bromatum (Kaliumbromid)

Das Einsatzgebiet dieses Schüßler-Salzes sind Drüsenstörungen, besonders aber der Schilddrüse, bei Morbus Basedow (gemeinsam mit Nr. 15 Kalium jodatum) und Probleme wie Schlaflosigkeit, Depression, Vergesslichkeit und als Beruhigungsmittel bei psychischen Erregungszuständen. Außerdem hat es sich bei chronische Hautproblemen wie Akne, juckenden Ekzemen und Schleimhautreizungen (z. B. im Nasen- und Rachenraum) bewährt.

Nr. 15 Kalium jodatum (Kaliumjodid)

Das Salz Nr. 15 findet Verwendung bei folgenden Störungen: Schilddrüsen-
probleme (Über- und Unterfunktion), Abmagerung, erhöhter Blutdruck,
chronische Infekte, Allergien, Asthma und Heuschnupfen. Auch bei
Gelenkproblemen wie Arthrose, Gelenkschwellung, Rheuma u. a. kann es
hilfreich sein.

Nr. 16 Lithium chloratum (Lithiumchlorid)

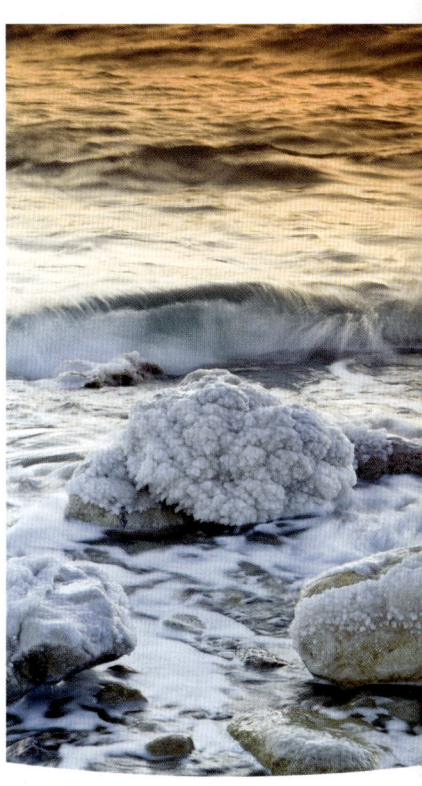

Es wird eingesetzt, um rheumatische Prozesse zu
behandeln und zu lindern, sowie Gicht, chronische
Gelenkversteifungen und Alterserscheinungen,
Gedächtnisschwäche, Abmagerung, Depression und
Erkrankungen der Harnwege (Nieren- und Blasen-
entzündung).

Nr. 17 Manganum sulfuricum (Mangansulfat)

Dieses Schüßler-Salz findet u. a. Einsatz bei der
Vorbeugung und Behandlung folgender Beschwer-
den: Nerven- und Gedächtnisschwäche, Muskel-
zittern, Erschöpfung und Erregung, Depression,
Anämie und Kreislaufstörungen. Ebenso bei der
Behandlung von Allergien und Problemen der Au-
gen (Entzündungen) und Ohren (Schmerzen und
Hörstörungen, sowie Tinitus).

Nr. 18 Calcium sulfuratum Hahnemanni (Kalziumsulfid)

Die Nr. 18 wird bisher für die Behandlung folgender Beschwerden genutzt:
Milchschorf bei Kindern, hartnäckige Hautausschläge, Entzündungen und
Wunden, die eitrig sind und schlecht ausheilen. Außerdem ist es ein gutes
Mittel, um die Entgiftung (z. B. Quecksilber im Amalgam) und Entsäue-
rung (bei Fastenkuren, Frühjahrskuren) anzuregen.

Nr. 19 Cuprum arsenicosum (Kupferarsenit)

Dieses Salz findet Verwendung bei folgenden Symptomen und Erkrankungen: bei Krämpfen wie z. B. migräneartiger Kopfschmerz. Auch bei Anämie, Erschöpfung und Schlafstörungen wird es eingesetzt.

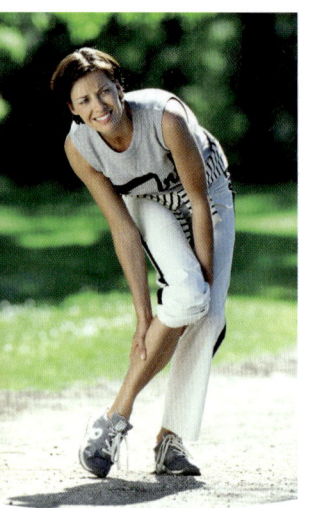

Nr. 20 Kalium aluminium sulfuricum (Kalium-Aluminium-Sulfat, Alaun)

Die Nr. 20 wurde bei folgenden Beschwerden eingesetzt: Erschöpfung, Schwindel, Blähkoliken, Durchfall und Entzündungen der Haut und Schleimhäute (Wunden, Insektenstiche).

Nr. 21 Zincum chloratum (Zinkchlorid)

Dieses Mineralsalz hat einen Bezug zu unserer Haut und v. a. auch zur Psyche. Deshalb wird es besonders eingesetzt bei Depression, Erschöpfung, Geräuschempfindlichkeit, Unruhe und Schlafstörungen, sowie bei Problemen der Haut, etwa bei schlechter Wundheilung, Ekzemen und großer Empfindlichkeit.

Nr. 22 Calcium carbonicum Hahnemannii (Kalziumkarbonat)

Die Nr. 22 ist bekannt für seine sehr gute Wirksamkeit in Bezug auf die Schleimhäute wie z. B. chronische Infekte, Hautausschläge (Milchschorf), Ekzeme, Neurodermitis und alle Arten von Allergien. Auch bei Problemen der Drüsen, Knochen und Gelenke (Entzündungen, Schmerzen und Überanstrengung) sowie bei Schwäche, Ängstlichkeit und bei Folgen von Überarbeitung findet es Anwendung.

Nr. 23 Natrium bicarbonicum (Natriumbikarbonat, Natron)

Dieses Salz ist nicht nur aus der Biochemischen Therapie für seine hervorragenden Eigenschaften bei der Linderung und Vorbeugung von allgemeiner Übersäuerung und deren Folgen (Magenprobleme, Gliederschmerzen, Müdigkeit, Gicht) bekannt und leistet bei diesen Beschwerden, aber auch bei einem Alkoholkater gute Dienste.

Nr. 24 Arsenicum jodatum (Arsentrijodid)

Das Salz Nr. 24 wird gegen folgende Beschwerden verwendet: Schwäche und Erschöpfung, nässende Ekzeme und Akne, allergische Beschwerden wie Heuschnupfen, Asthma oder auch chronische Mandelentzündung, Sehnenscheidenentzündung u. a.

Nr. 25 Aurum chloratum natronatum (Gold-Natriumchlorid)

Dieses Salz ist ein wichtiges Mittel bei psychischen Problemen, wie starken Depressionen, Ängsten, Reizbarkeit, Jähzorn u. a. Außerdem ist es sehr hilfreich bei Erkrankungen der Gebärmutter wie Myomen, Entzündungen, Senkungsbeschwerden, sowie bei Gicht, Rheumatismus, Bluthochdruck, Arterienverkalkung und Polypen.

Nr. 26 Selenium (Selen)

Als Schüßler-Salz wirkt Selen sich besonders als Zellschutzmittel (gegen Umwelt- und Stoffwechselgifte) aus und wird außerdem bei physischer und psychischer Erschöpfung eingesetzt. Deshalb findet es auch besonders zur Unterstützung älterer Menschen seine Verwendung. Es wirkt insgesamt stärkend und ist hilfreich bei Depressionen, sexueller Schwäche (bei Männern und Frauen), Haarausfall, Hautausschlägen usw.

Nr. 27 Kalium bichromicum (Kaliumbichromat)

Dieses Salz wird bisher gegen Schleimhauthautprobleme wie z. B. Nasennebenhöhlenentzündung (Sinusitis) und andere Entzündungen wie z. B. Bronchitis verwendet. Auch für Sportler kann es hilfreich sein, da beim Sport eine erhöhte Menge an Chrom verbraucht wird.

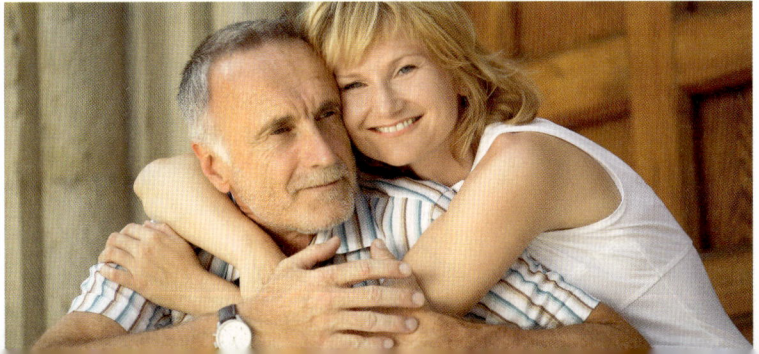

Raucherentwöhnung mit den Schüßler-Salzen

Die Schüßler-Salze können helfen, die ersten Tage bei der Raucherentwöhnung gut zu „überstehen" und evtl. auftretenden Unwohlsein oder Nervosität zu begegnen. Gleichzeitig können Sie dem Körper helfen, die angesammelten Giftstoffe so schnell wie möglich loszuwerden und strapazierte Organe und Organsysteme wieder zu regenerieren. Zum Glück hat unser Körper ein sehr hohes Maß an Selbstheilungskräften und eine sehr gute Regenerationsfähigkeit, die nicht zu unterschätzen ist.

Folgende Schüßler-Salze werden empfohlen:

Bei auftretender Nervosität und „Hippeligkeit": Nr. 7 Magnesium phosphoricum und Nr. 5 Kalium phosphoricum

Zum Ausleiten und Entgiften: Das Hauptmittel ist Nr. 10 Natrium sulfuricum, zusätzlich Nr. 4 Kalium chloratum, Nr. 6 Kalium sulfuricum und Nr. 8 Natrium chloratum

Dosierung:

Sie können von jedem Schüßler-Salz bis zu maximal 15 Tabletten täglich einnehmen, z.B. dreimal täglich drei bis fünf Tabletten, für die (subjektive) Zeit des „Entwöhnungsvorgangs". Die Salze zum Ausleiten und Entgiften (Nr. 10 Natrium sulfuricum, Nr. 4 Kalium chloratum, Nr. 6 Kalium sulfuricum und Nr. 8 Natrium chloratum), nehmen Sie insgesamt maximal fünfzehn Tabletten täglich für acht Wochen, machen dann eine Pause und wiederholen bei Bedarf die Einnahme. Dabei sollte die Nr. 10 Natrium sulfuricum den größten Anteil ausmachen. Die Dosierung kann z.B. so aussehen:

Erster Tag Nr. 10 Natrium sulfuricum 15 Tabletten
Zweiter Tag Nr. 4 Kalium chloratum 15 Tabletten
Dritter Tag Nr. 10 Natrium sulfuricum 15 Tabletten
Vierter Tag Nr. 6 Kalium sulfuricum 15 Tabletten
Fünfter Tag Nr. 10 Natrium sulfuricum 15 Tabletten
Sechster Tag Nr. 8 Natrium chloratum 15 Tabletten usw.

Die biochemischen Salben und Cremes

Die Schüßler-Salze werden nicht nur in Tablettenform, sondern auch als Salben angeboten, die jeweils die zwölf Hauptsalze Nr. 1 bis 12 (und die

Ergänzungsmittel) enthalten. Mittlerweile sind auch biochemische Cremes erhältlich, die Schüßler-Salze enthalten. Der Unterschied zwischen Salben und Cremes besteht darin, dass die Salben einen wesentlich höheren Fettgehalt haben als die Cremes. Dies kann bei einem erhöhten Fettbedarf, z. B. bei trockenen Hautproblemen sehr nützlich sein, aber bei akuten Entzündungen zu einer Blockierung des Wärmehaushalts führen. Im Folgenden werden nur die einzelnen Salben vorgestellt.

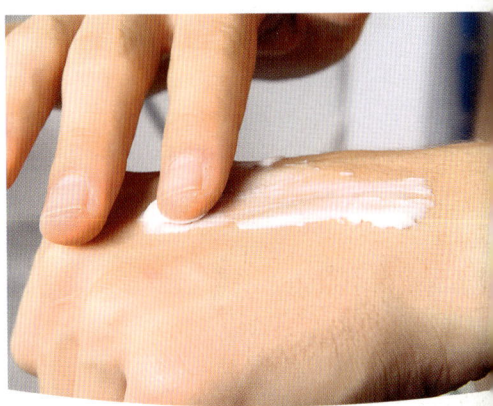

Die Aufnahmefähigkeit unserer Haut

Unsere Haut hat ebenso wie die Schleimhaut eine recht große Aufnahmefähigkeit für bestimmte Stoffe. Das gilt natürlich auch für die heilsamen Anwendungen der Schüßler-Salben und andere naturheilkundlichen Maßnahmen wie das Auftragen von Kräuterwickeln und Umschlägen oder auch speziellen Ölen im Ayurveda (alte indische Heilkunst). Genauso dringen aber auch weniger zuträgliche oder sogar schädliche Stoffe recht leicht über unsere Haut in unseren Körper ein. In diesem Sinne sollten Sie es sich zur Gewohnheit machen, einmal die Liste der Inhaltstoffe Ihrer Kosmetika und Hautpflegeprodukte zu studieren. Vieles von dem, was sich darin befindet, möchte man nicht wirklich zu sich nehmen.

> **TIPP**
>
> ## SELBST GEMACHT
>
> Bevor es die fertigen Salben gab, wurden die entsprechenden Tabletten einfach zerdrückt, mit Wasser angerührt und in Form eines Breis aufgetragen. Sollten Sie also einmal das gewünschte Schüßler-Salz nicht als Salbe vorrätig haben, ist dies eine gute Alternative.

73

Die Anwendung der Salben und ihre Grenzen

Die biochemischen Salben bieten die Möglichkeit, die entsprechenden Salze direkt auf die Haut aufzutragen. Auf diese Weise können Hautprobleme oder auch Beschwerden in darunter liegenden Arealen wie z. B. des Bindegewebes oder der Gelenke positiv beeinflusst werden. Bei Problemen wie z. B. rissiger Haut oder Sonnenbrand ist es sicher sinnvoll, die entsprechende Salbe direkt aufzutragen. Auch bei vielen anderen Beschwerden kann die Anwendung der Salben eine effektive Unterstützung der Heilung sein.

Um die Heilwirkung zu optimieren, sollten die passenden Schüßler-Salze nicht nur als Salbe, sondern immer auch innerlich in Form der Tabletten eingenommen werden.

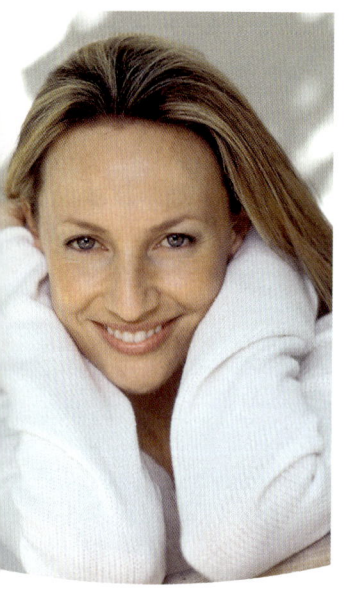

Wenn Sie die Erfahrung gemacht haben, dass eine bestimmte Salbe recht gut geholfen hat, das jeweilige Problem aber immer wieder auftaucht, sollten Sie die innerliche Einnahme des entsprechenden Schüßler-Salzes in Tablettenform vorziehen. Falls Sie innerhalb einer angemessenen Zeit keine wirkliche Besserung durch die Anwendung der Salben und/oder der Schüßler-Salze erfahren, ist es ratsam, die Behandlung vorerst einzustellen und sich an einen Heilpraktiker oder Arzt Ihres Vertrauens wenden.

Bei ausgeprägten Störungen und schweren Erkrankungen kann der Einsatz der biochemischen Salben keine adäquate Behandlung sein, sondern maximal der Unterstützung anderer Therapien dienen. Bitte sprechen Sie das ggf. mit Ihrem Heilpraktiker oder Arzt ab.

Wann darf keine Salbe benutzt werden?

Salben sind bei Beschwerden, die hoch akut und entzündlich sind, ungeeignet. (Sie erinnern sich, dass die vier klassischen Entzündungszeichen Hitze, Rötung, Schwellung und Schmerz sind?) Da über den normalen Wasserverlust der Haut auch der Wärmehaushalt geregelt wird, kann dieser Ausgleich durch den (fettigen) Salbenfilm auf der Haut blockiert werden und sich unter der Fettschicht ein Wärmestau bilden, der wiederum entzündungsfördernd sein kann. Deshalb sollte hier auf die Anwendung der Salben ganz verzichtet und besser auf die Tabletten zurückgegriffen werden. In einzelnen Fällen sind auch die weniger fettreichen Cremes (anstatt der Salben) der entsprechenden Schüßler-Salze verträglicher.

Die einzelnen Salben

Salbe Nr. 1 Calcium fluoratum

Die Anwendung dieser Salbe kräftigt das Bindegewebe und kann der Haut wieder mehr Festigkeit und Struktur verleihen. Aus diesem Grund ist sie ein sehr wichtiges biochemisches Mittel zur Vorbeugung gegen die sogenannten Schwangerschaftsstreifen (gemeinsam mit Nr. 11 Silicea). Sehr hilfreich ist sie außerdem bei verhärteten Narben, Venenerweiterung, Besenreisern (Couperose), zu starker Hornhautbildung und rissiger Haut. Zur Behandlung verhärteter Narben ist die Salbe über mehrere Wochen aufzutragen, bis das Narbengewebe wieder weich geworden ist. Bei Krampfadern und Hämorrhoiden kann die Salbe ebenfalls nützlich sein, sollte aber nur vorsichtig und dünn aufgetragen und nicht einmassiert werden.

Salbe Nr. 2 Calcium phosphoricum

Diese Salbe wirkt kräftigend und entspannend bei Gelenkproblemen wie z.B. Schwäche der Gelenke und Bänder, Umknicken, Überbein, Schmerzen nach Knochenbrüchen und Unterstützung der Heilung sowie Wachstumsschmerzen bei Kindern (unbedingt auch eine innerliche Anwendung bedenken!). Bei Migräne dient diese Salbe zum Einreiben des Nackens und der Schultern. Sie ist außerdem ein gutes Kräftigungsmittel, um schwache Muskeln mit einer (möglichst regelmäßigen) Massage zu stärken. Bei Ekzemen mit gelblich weißen Absonderungen und Krusten kann diese Salbe zur Heilung beitragen.

Salbe Nr. 3 Ferrum phosphoricum

Ferrum phosphoricum ist das Erste-Hilfe-Mittel in der Biochemie und hilfreich bei vielen Verletzungen und Notfällen wie z.B. Prellungen, Quetschungen, Blutergüssen und Schürfwunden. Außerdem ist es ein wunderbares Mittel bei Insektenstichen, Sonnenbrand und allgemein bei Verbrennungen ersten Grades. Bei einem Bluterguss kann die Salbe dünn aufgetragen

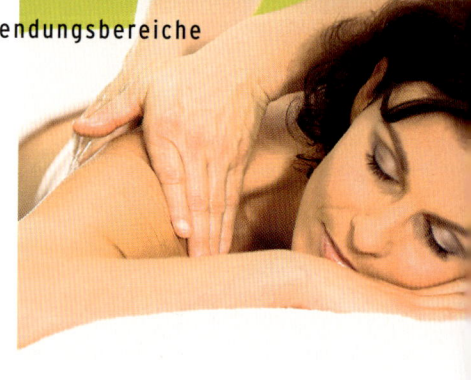

zur besseren Rückbildung des Ergusses beitragen und so die Schmerzen lindern. Bei Überanstrengung der Augen kann sie dünn auf die geschlossenen Lider aufgetragen werden. Sie ist hilfreich bei juckenden und roten Hautausschlägen.

Salbe Nr. 4 Kalium chloratum

Unsere Haut ist erstaunlich aufnahmefähig für fein aufbereitete Mineralien, wie es die Schüßler-Salze sind, aber auch für andere Stoffe.

Kalium chloratum als Mittel der zweiten Entzündungsphase hat sich bei Schürf- und Schnittverletzungen und bei Bindehautentzündung (auf das geschlossene Augenlid dünn auftragen) bewährt. Hauterkrankungen mit Juckreiz, Bläschen, Schuppen und Hühneraugen können von der Anwendung dieser Salbe profitieren. Außerdem ist diese Salbe angezeigt bei Schwellungen jeder Art, wie z.B. Schwellung der Wange, die bei Zahnproblemen auftritt, Drüsenschwellungen, wie z.B. bei Mumps, sowie bei Insektenstichen. Die Hautausschläge, die Kalium chloratum bedürfen, sind meist trocken und können weiß und mehlartig (schuppig) aussehen. Bei Husten mit milchigem und zähen Auswurf kann die Salbe zur Unterstützung des Abhustens dünn auf der Brust verteilt werden.

Salbe Nr. 5 Kalium phosphoricum

Kalium phosphoricum als Salbe ist hilfreich bei Nervenschmerzen, Ischias, beim sogenannten Tennisarm sowie bei Krämpfen (Wadenkrampf, Schreibkrampf). Außerdem kann sie verwendet werden, um die Folgen einer Überlastung zu lindern, z.B. können bei sportlich bedingter Überanstrengung der Beine und Arme diese mit der Salbe einmassiert werden. Hier eingesetzt kann Kalium phosporicum auch vorbeugend genutzt werden, z.B. direkt vor sportlichen Aktivitäten oder schwerer körperlicher Arbeit (z.B. Gartenarbeit). Massieren Sie dazu die entsprechenden Partien gut mit der Salbe ein.

Salbe Nr. 6 Kalium sulfuricum

Nr. 6 Kalium sulfuricum wird als Salbe eingesetzt bei Glieder-, Rücken- und Nackenschmerzen und sollte gut einmassiert werden. Bei hartnäckigem Husten mit gelblichem Auswurf kann die Salbe auf der Brust aufgetragen werden. Ebenso kann sie zur Linderung von Hautproblemen beitragen, wie z. B. bei juckenden und schuppigen Hautausschlägen, trockener, verhärteter und brennender Haut und knötchenartigen Ekzemen.

Salbe Nr. 7 Magnesium phosphoricum

Die Anwendung dieser Salbe hat eine entspannende Wirkung auf die Muskeln und auf nervlich bedingte Beschwerden. So unterstützt sie die innerliche Wirkung der „Heißen Sieben" (s. S. 21 f., 33) bei Migräne, wenn man die Salbe auf Gesicht, Stirn und Nacken aufträgt. Auch bei anderen Nervenschmerzen, wie z. B. Trigeminusneuralgie (einer sehr schmerzhaften Entzündung eines Gesichtsnerves) ist sie von großem Wert. Weiterhin kann sie hilfreich sein bei allen Arten von Verkrampfungen, reißenden, bohrenden und stechenden Schmerzen sowie Juckreiz der Haut. Die typische „Magnesium-Röte" (s. S. 21, 28) kann durch das direkte Auftragen der Salbe im Gesicht gelindert werden, die innerliche Einnahme der Nr. 7 Magnesium phosphoricum sollte dabei ebenso erwogen werden.

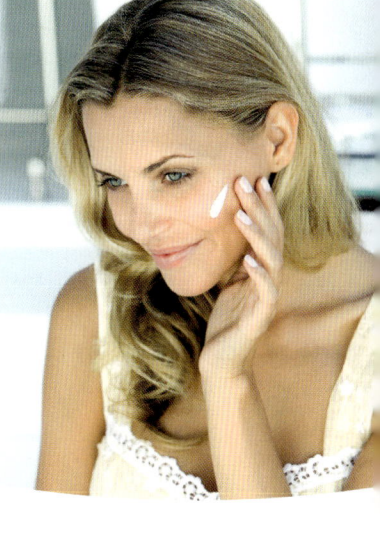

Salbe Nr. 8 Natrium chloratum

Da Natrium chloratum für die Regulierung des Flüssigkeitshaushaltes zuständig ist, verwundert es nicht, dass es bei vielen Beschwerden eingesetzt werden kann, die mit Ödemen (Wasseransammlungen) oder Stauungen verbunden sind. Bei folgenden Störungen wird Nr. 8 als Salbe verwendet: Ödeme aller Art, z. B. Schwellungen nach Insektenstichen, Ergüsse in Gelenken, Bläschen an der Lippe, wässrige Hautabsonderungen und Fließschnupfen (sehr dünn auf die Nasenschleimhaut auftragen). Bei Gürtelrose (zur Unterstützung der medizinischen Behandlung), Akne und Mitessern, Hautpilzerkrankungen, Analfissuren und Wundsein bei Kindern hat es sich ebenfalls bewährt.

Verbunden mit einer wohltuenden (Selbst-)Massage kann der heilende Effekt der Schüßler-Salze noch verstärkt werden. Vertrauen Sie dabei auf Ihre Empfindungen; eine solche Massage sollte sich immer gut anfühlen und niemals schmerzhaft sein.

Salbe Nr. 9 Natrium phosphoricum

Diese Salbe eignet sich zur Linderung bei Gelenkbeschwerden wie Gicht, Rheuma und Arthrose und sollte dabei regelmäßig entweder vorsichtig einmassiert oder dünn aufgetragen werden. Bitte achten Sie darauf, dass das Einmassieren selbst keine zusätzlichen Schmerzen verursacht. Auch bei Mitessern, Pickeln, fettiger Haut und Akne kann die Salbe Nr. 9 nützlich sein. Diese Salbe wird außerdem bei Sehnenscheidenentzündung, Schwellung der Lymphdrüsen sowie Hals- und Brustdrüsenentzündungen zur äußerlichen Unterstützung der Heilung angewendet. Probleme der Haut, wie Milchschorf, Akne, Furunkel, Bläschenausschlag mit honiggelben Absonderungen, profitieren ebenfalls vom Einsatz dieser Salbe.

Salbe Nr. 10 Natrium sulfuricum

Die Salbe Nr. 10 wird angewendet bei Hautproblemen, wie z. B. bei Hautekzemen mit grünlich gelben Absonderungen, Hautpilzerkrankungen, Hautwolf (Intertrigo), Hühneraugen und bei Ausschlägen mit Bläschen, die gelbliche oder wässrige Flüssigkeit absondern und evtl. Krusten bilden. Außerdem ist sie hilfreich bei Cellulite, Frostbeulen und Nervenschmerzen. Zur Entgiftung der Leber und bei Störungen des Galleflusses kann die Salbe über dem Leberbereich (seitlich rechts im unteren Rippenbereich) auf der Haut aufgetragen werden.

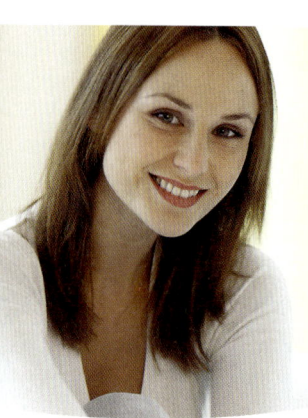

Salbe Nr. 11 Silicea

Silicea stärkt und nährt das Bindegewebe und unterstützt die Heilung bei allen eitrigen Prozessen. Als Salbe ist es nützlich bei schlaffer, faltiger und trockener Haut (frühzeitige Hautalterung) und wird somit zu Recht als das Schönheitsmittel innerhalb der Biochemie bezeichnet. Außerdem wird es eingesetzt bei Akne, Geschwüren, Furunkeln, Eiterpusteln, nässenden Ekzemen, Hühneraugen, Nagelgeschwüren und anderen eitrigen Hautproblemen. Als Massagecreme wird es verwendet bei Elastizitätsverlust der Sehnen und Bänder.

Salbe Nr. 12 Calcium sulfuricum

Calcium sulfuricum hat ebenfalls eine positive Wirkung auf Bindegewebe und Schleimhäute. In Salbenform findet es Einsatz bei hartnäckiger Akne, Abszessen, Furunkeln, Karbunkeln, Afterfisteln und Nesselausschlag. Darüber hinaus ist es hilfreich bei rheumatisch-entzündlichen Erkrankungen. Dabei werden die entsprechenden Stellen mit der Salbe leicht eingecremt oder auch richtig einmassiert.

Das Wichtigste auf einen Blick

Welches Schüßler-Salz gilt als das Notfallmittel innerhalb der Biochemie?
Die Nr. 3 Ferrum phosphoricum wird auch als das Erste-Hilfe-Salz
bezeichnet. Dies bezieht sich nicht nur auf körperliche Beschwerden, wie
z. B. eine akute Erkältung, sondern auch auf psychische Probleme, wie
etwa einem emotionalen Schock.

**Warum haben die Schüßler-Salze so viele verschiedenen
Anwendungsgebiete?**
Die Wirkung der biochemischen Salze vollzieht sich ja hauptsächlich auf
der Ebene des Zellstoffwechsels. Deshalb ist es nicht verwunderlich, dass
sie durch ihre positive Beeinflussung Störungen auf dieser Ebene (und die
daraus entstehenden unterschiedlichsten Erkrankungen) positiv beeinflussen oder sogar heilen können.

Macht es Sinn, alle Schüßler-Salze gleichzeitig zu nehmen?
Die Schüßler-Salze beeinflussen positiv unseren Stoffwechsel und regen
ihn an, die fehlenden Mineralien selbst wieder besser aus der Nahrung
aufzunehmen. Dieser Prozess braucht Zeit, und sie sollten Ihrem Körper
die Möglichkeit geben, sich langsam darauf einzustellen.

**Welche Salze sind für die Entwick-
lung von Kindern am wichtigsten?**
Die Nr. 11 Silicea und Nr. 1 Calcium
fluoratum sind die Schüßler-Salze
zur Stärkung und Gesundherhaltung
von Kindern, speziell des Wachstums
und der Entwicklung. Bei Beschwerden oder zur Vorbeugung sind sie
unentbehrlich, besonders in Bezug
auf die Gesundheit der Knochen,
Zähne, Bindegewebe, der Stärkung
der Immunabwehr u. a.

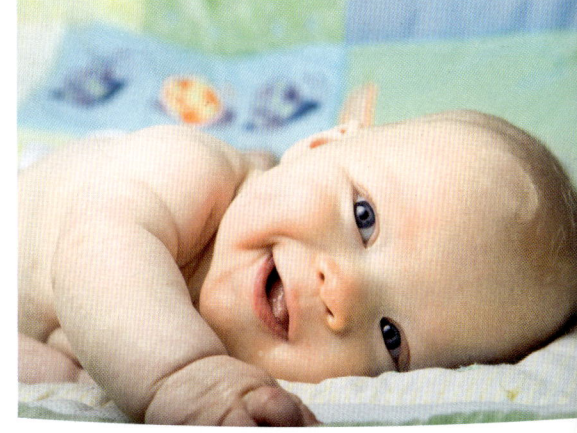

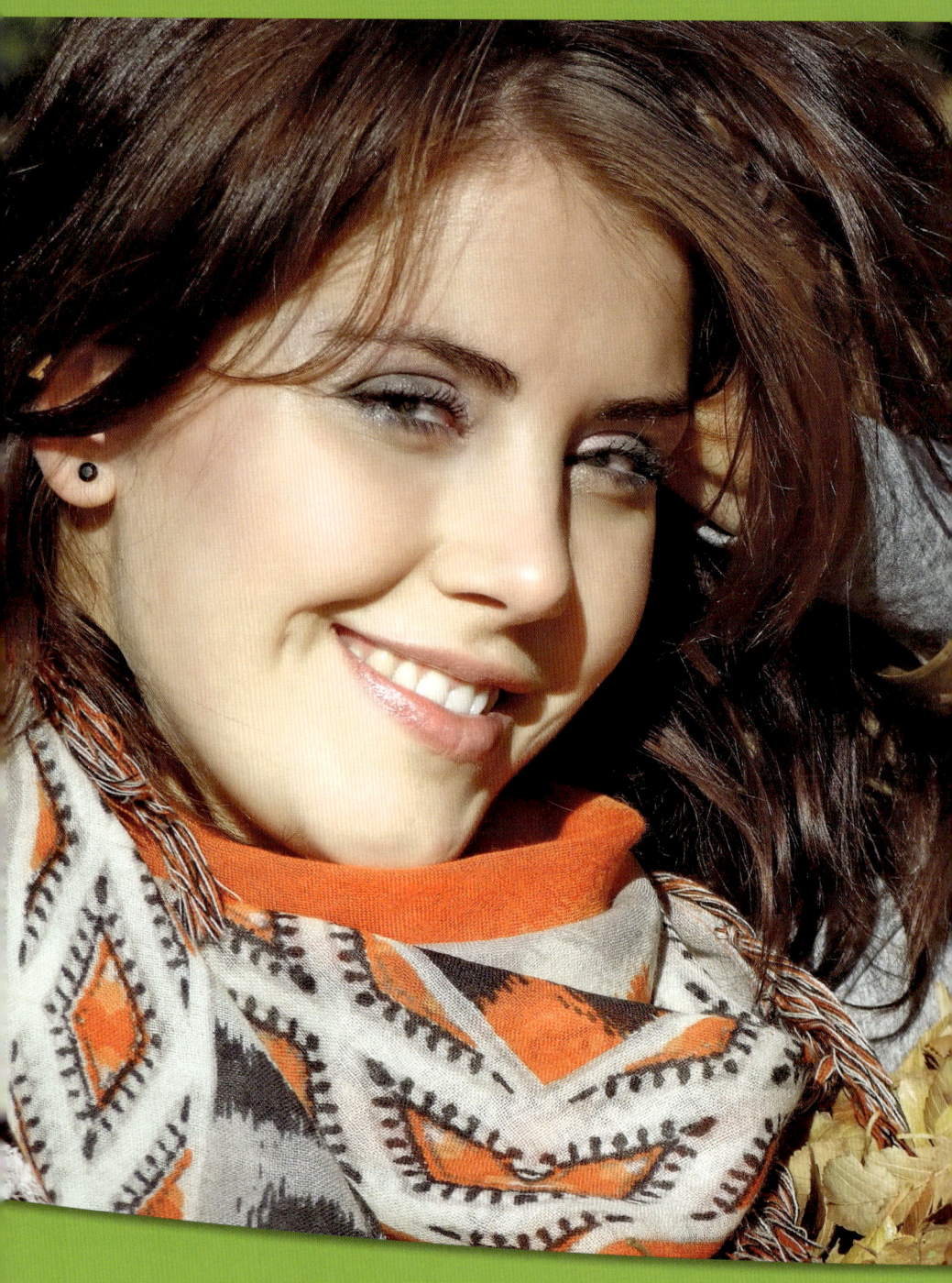

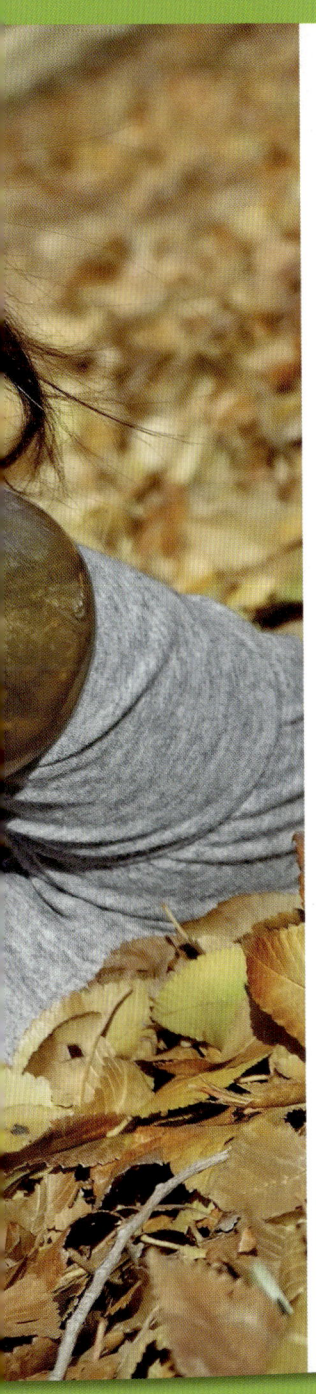

Diverse Erkrankungen behandeln

Mineralsalze leisten uns gute Dienste bei der Behandlung verschiedenster Krankheiten und unterstützen den Organismus in Situationen körperlicher und seelischer Belastung. Dieses Kapitel gibt einen Überblick über die gängigsten Beschwerden und deren Behandlung mit den Schüßler-Salzen.

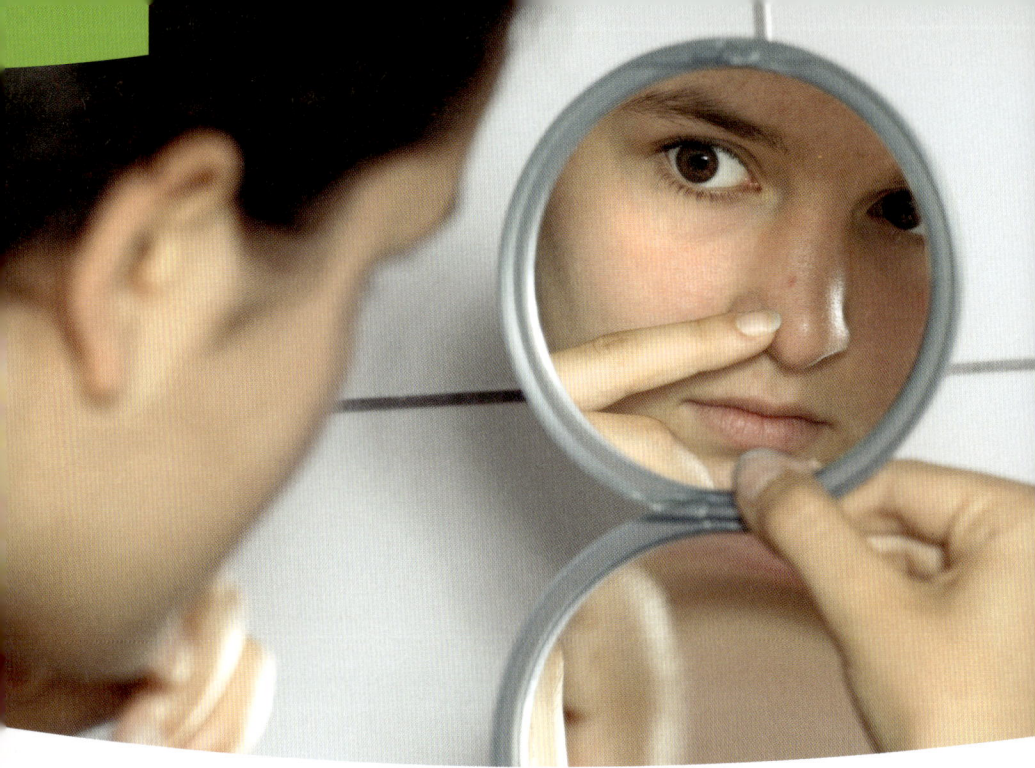

Akne

Akne ist eine Erkrankung der Haut, bei der die Talgdrüsen betroffen sind. Dabei entstehen unangenehme, manchmal auch sehr schmerzhafte Entzündungen (Pickel) mit anschließenden Vernarbungen. Es gibt viele verschiedene Formen, bei denen jeweils andere Ursachen erkannt oder auch nur vermutet werden. Häufig tritt Akne durch die hormonelle Umstellung in der Pubertät auf, sie kann aber auch viele andere Ursachen haben, zu ganz anderen Zeiten auftreten und zudem sehr hartnäckig sein. Bei Erkrankungen der Haut – und das besonders im Gesicht – entsteht zusätzlich zu den Beschwerden oft auch ein großer Leidensdruck, denn schließlich ist die Haut, v. a. im Gesicht, für jeden sichtbar und somit Probleme in diesem Bereich offenkundig. Mangelhafte oder falsche Ernährung konnte wissenschaftlich als Ursache nicht nachgewiesen werden. Man weiß aber, dass eine gesunde Ernährung, bei der darauf geachtet wird, dass sie möglichst frische und vollwertige Nahrungsmittel enthält, einen positiven

Einfluss auf die Haut hat. Schließlich ist unsere Haut auch ein Ausscheidungsorgen, über das unser Körper Giftstoffe „hinausbefördern" kann. Natürlich sollte gerade auch bei Hautproblemen die Auswahl der Kosmetika und Pflegeprodukte sehr sorgsam erfolgen und darauf geachtet werden, dass diese ohne Parfüm und unnötige Zusatzstoffe hergestellt sind. Außerdem hat man festgestellt, dass bei Patienten mit Akne oder auch anderen schweren Hautproblemen die Darmflora im Ungleichgewicht ist und die Betroffenen manchmal auch zu Verstopfung neigen. Werden diese Symptome entsprechend behandelt, kann sich allein dadurch schon das Hautbild verbessern.

TIPP

BERUHIGENDE GESICHTSMASKE

Die Verwendung einer Maske mit Heilerde (erhältlich in Reformhäusern, in Bioläden und Apotheken) kann die Entzündung beruhigen und die Haut zusätzlich mit wertvollen Mineralien versorgen. Die Heilerde einfach mit warmen Wasser und ein paar Tropfen kalt gepresstem Oliven- oder Sesamöl zu einem Brei anrühren und dünn auftragen. Wenn die Heilerde getrocknet ist, spätestens aber nach fünfzehn Minuten, wird sie wieder abgewaschen und die Haut bei Bedarf mit Nr. 11 Silicea als Salbe eingecremt.

FOLGENDE SCHÜSSLER-SALZE SIND HILFREICH

Das Hauptmittel für die Haut	Nr. 11 Silicea
Außerdem	Nr. 9 Natrium phosphoricum und Nr. 10 Natrium sulfuricum. Nr. 11 Silicea und Nr. 9 Natrium phosphoricum können zusätzlich als Salbe (oder Creme) im täglichen Wechsel dünn aufgetragen werden.

Bei schwerer und anhaltender Akne ist eine ganzheitliche Behandlung bei einem Arzt oder Heilpraktiker zu empfehlen. So können die zugrunde liegenden Ursachen bei der Behandlung erfasst werden und die Heilung kann schonend und dauerhaft erfolgen.

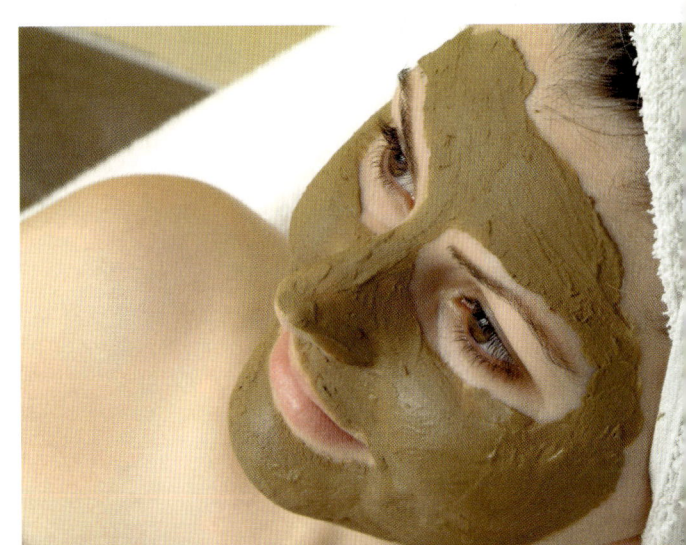

Arteriosklerose

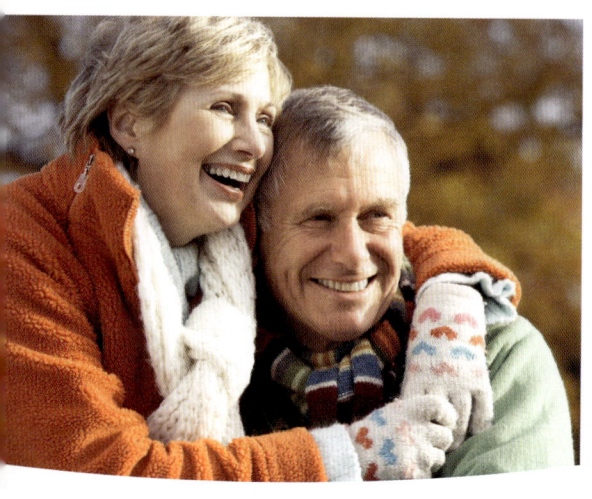

Die Arteriosklerose (die soge-nannte Arterienverkalkung) ist eine Erkrankung der Arterien, die zu Ablagerungen und damit zur Verengung und (bindegewebi-gen) Verhärtung der Gefäßwände führt. Arterien transportieren in der Regel sauerstoffreiches Blut in unserem Körper. Die Ursachen für Arteriosklerose werden auf viel-fältigste Faktoren zurückgeführt. Ein wichtiger Punkt stellt dabei die Ernährung dar. Der übermäßige Verzehr von gehärteten Fetten (z. B. enthalten in bestimmte Margarinesorten und minderwertigem Brat- oder Pflanzenöl), zu viel Fleisch (anstatt Fisch mit hohem Omega-3-Anteil, wie z. B. Lachs), zu wenig Ballaststoffe u. a. Aber auch Bewegungsmangel, Übergewicht, Rauchen, bestimmte Erkrankungen (z. B. Diabetes melli-tus) u.v.m. wird für die Entstehung der Arteriosklerose verantwortlich gemacht.

FOLGENDE SCHÜSSLER-SALZE SIND HILFREICH

Hauptmittel bei Arteriosklerose	Nr. 9 Natrium phosphoricum, Nr. 1 Calcium fluoratum und Nr. 11 Silicea
Hoher Blutdruck	Nr. 8 Natrium chloratum, Nr. 1 Calcium fluoratum, Nr. 2 Calcium phosphoricum, Nr. 7 Magnesium phosphoricum, Nr. 9 Natrium phosphoricum und Nr.11 Silicea
Durchblutungsstörungen	Diese können sich durch Kälte, Kribbeln, Schmerzen in den Extremitäten, aber auch durch Schwindel und Unkonzentriertheit äußern. Nr. 7 Magnesium phosphoricum, Nr. 2 Calcium phosphoricum, Nr. 4 Kalium chloratum, Nr. 1 Calcium fluoratum und Nr. 11 Silicea

Bei der Arteriosklerose variieren die Symptome, je nachdem, an welchem Ort sich die Arterienverengung befindet und wie stark sie ist. Bei geringer Ausprägung treten oft gar keine Beschwerden auf, die Diagnose wird dann meist über die Untersuchung anderer Erkrankungen gestellt. Erst bei stärkerer Ausprägung kann es zu Durchblutungsstörungen, z. B. in den Beinen, führen, einem erhöhten Blutdruck, der durch die Verengung der Gefäße, aber auch durch Störungen der Nierenfunktion hervorgerufen wird, bis hin zu Herzbeschwerden wie Angina pectoris, ja sogar Herzinfakt.

Den sehr unterschiedlichen Schweregraden der Erkrankung sollte auch die Behandlung angepasst werden. So ist es z. B. wenig angemessen, bei leichter Arterienverengung gleich eine Operation am Herzen (Bypass) vornehmen zu lassen. Unvermeidbar ist eine solche invasive Maßnahme allerdings, wenn der unmittelbare Verschluss droht. Dann steht eine Operation außer Frage. Das ist aber im Einzelnen abzuklären, und man sollte sich vorher immer mehrere Meinungen einholen.

Da die Schüßler-Salze auf der Ebene des Zellstoffwechsels, des Bindegewebes, der Ausleitung und Entgiftung tief wirksam sind, können sie bei der Vorbeugung, Behandlung und Begleitung anderer Therapien der Arteriosklerose sehr hilfreich sein.

Dosierung

Als Kur zur Vorbeugung, bei bekannter Tendenz oder bereits bestehenden Beschwerden sollten je drei bis sechs Tabletten täglich über einen Zeitraum von einigen Monaten eingenommen werden. Achten Sie dabei von Zeit zu Zeit auf Besserungen und Veränderungen der Symptome und passen Sie daraufhin Ihre Auswahl oder Dosierung der Schüßler-Salze erneut an.

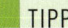 TIPP

KNOBLAUCH-ZITRONEN-KUR

Ein altes Hausrezept soll die Gefäße wieder von (Kalk- und Blutfett-)Ablagerungen befreien helfen und ist recht unkompliziert durchzuführen (z. B. als Frühjahrskur). Dabei werden etwa 30 geschälte und zerkleinerte Knoblauchzehen und fünf klein geschnittene Zitronen (beides biologisch angebaut) in einem Liter Wasser kurz zum Kochen gebracht und durch ein Sieb in eine Flasche abgegossen. Dies wird im Kühlschrank aufbewahrt und davon drei Wochen lang täglich ein kleines (Schnaps-) Glas voll getrunken. Dann legt man eine einwöchige Pause ein und wiederholt das Ganze für weitere drei Wochen. Der für manche unangenehme Geruch des Knoblauchs ist dabei nicht zu spüren. Viele haben bisher von dieser vergleichsweise einfachen Kur profitiert, konnten Beschwerden wie z. B. Bluthochdruck und dessen Folgen (Herzbeschwerden) vermindern und z. T. auch entsprechende Medikamente reduzieren.

Asthma bronchiale

Zunehmend wird anerkannt, dass unsere emotionale Verfassung und unsere Gedanken einen erheblichen Einfluss auf unsere Gesundheit nehmen können.

Asthma bronchiale (vereinfacht Asthma) ist eine chronische Entzündung der Atemwege, die auf eine allergische Überempfindlichkeit zurückgeführt wird. Die Empfindlichkeit der Atemwege wird bei dazu veranlagten Personen begünstigt durch psychische Belastungen, wie z. B. Ängste und Stress, sowie eine erhöhte Konzentration an Pollen, Hausstaub und ähnlichen allergieauslösenden Faktoren. Die Verengung der Atemwege aufgrund von Verkrampfungen der Bronchialmuskulatur, vermehrter Schleimbildung und Entstehung von Ödemen (Schwellung aufgrund von Wassereinlagerung) können die typische pfeifende Atmung, Husten, Engegefühl in der Brust, Kurzatmigkeit und Luftnot hervorrufen. Die Problematik bei Asthma entsteht nicht, wie man annehmen könnte, aus einer mangelhaften Einatmung, sondern aus der durch die Verkrampfung entstandene Unfähigkeit, vollständig auszuatmen.

Der Begriff Asthma bedeutet soviel wie Beklemmung, und damit ist auch recht treffend das Gefühl beschrieben, welches bei einem Asthmaanfall häufig auftritt. Unsere Atmung ist wie keine andere unserer Körper-

▌ FOLGENDE SCHÜSSLER-SALZE SIND HILFREICH

Als Hauptmittel gelten Nr. 5 Kalium phosphoricum, Nr. 6 Kalium sulfuricum und Nr. 7 Magnesium phosphoricum. Diese können kurmäßig über einen längeren Zeitraum, im täglichen Wechsel eingenommen werden. Außerdem kann jeweils für einige Wochen Nr. 11 Silicea hinzu genommen werden.

Im akuten Asthmaanfall empfiehlt sich die Einnahme der „Heißen Sieben" (s. S. 21 f., 33) mit den Salzen.	Nr. 7 Magnesium phosphoricum und Nr. 2 Calcium phosphoricum und evtl. zusätzlich eines weiteren passenden Schüßler-Salzes (s. u.) im Wechsel.
Bei Asthma mit zähem, schwer abzuhustendem Schleim	Nr. 4 Kalium chloratum
Bei einem Gefühl von Zusammenschnürung des Kehlkopfes	Nr. 1 Calcium fluoratum
Mit gelbem Schleim	Nr. 1 Calcium fluoratum
Mit durchsichtigem Schleim	Nr. 8 Natrium chloratum

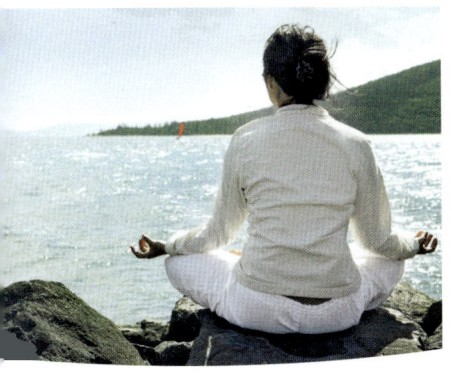

funktionen so unmittelbar mit unserem (Über-)Leben verknüpft, dass ein derartiger Anfall dementsprechend starke Angstgefühle bis hin zu Panik hervorrufen kann. Besonders für Kinder und deren Eltern kann das sehr belastend sein. Allerdings kommt es nicht selten vor, dass sich die Krankheit vollständig zurückbildet und auch in der Behandlung des Asthmas sind, mit etwas Geduld, gute Erfolge möglich. Dabei kann es, wie bei jeder anderen Erkrankung auch, enorm hilfreich sein, auslösende oder begünstigende psychische Faktoren zu finden und diese entsprechend zu behandeln.

Dosierung

Als Erste-Hilfe-Mittel leistet die „Heiße Sieben" (s. S. 21 f., 33) mit den jeweils o. g. Schüßler-Salzen oft sehr gute Dienste. Wenn eine Erleichterung eintritt, die Beschwerden aber wieder kommen, können Sie diese auch wiederholen. Alternativ zur „Heißen Sieben" kann stündlich, bis zu einem Intervall von alle fünf bis zehn Minuten, eine Tablette eingenommen werden. Sobald eine Besserung eintritt, ist diese Dosis wieder zu reduzieren oder das Schüßler-Salz ganz abzusetzen. Als Kur zur langfristigen Unterstützung empfiehlt sich die Einnahme der entsprechenden Schüßler-Salze (jeweils drei bis sechs Tabletten täglich) über einen Zeitraum von einigen Monaten. Achten Sie dabei von Zeit zu Zeit auf Besserungen und Veränderungen der Symptome und passen Sie daraufhin Ihre Auswahl der Salze erneut an.

> **TIPP**
>
> # ENTSPANNUNGSTECHNIKEN GEGEN ASTHMA
>
> Erfahrungsgemäß können verschiedene einfach zu erlernende Entspannungs- und Atemtechniken, wie z. B. Atemgymnastik, Yoga o. Ä., die Intensität und Häufigkeit der Asthmaanfälle reduzieren helfen. Bei der Auswahl einer individuell passenden Methode sollte man auf eine gute Qualifikation der Anbieter und Leiter entsprechender Kurse achten und darauf, dass man die Übungen auch nach einiger Zeit selbstständig zu Hause ausüben kann. Dabei können verschiedene Verbände bei der Suche eines geeigneten Kurses und Lehrers behilflich sein, wie z. B. die deutschen Heilpraktikerverbände sowie Vertretungen für Physiotherapeuten und Yogalehrer.

Augenerkrankungen

Unsere Augen sind wohl das empfindlichste und am meisten beanspruchte Sinnesorgan. Von dem Augenblick an, in dem wir sie morgens aufschla-

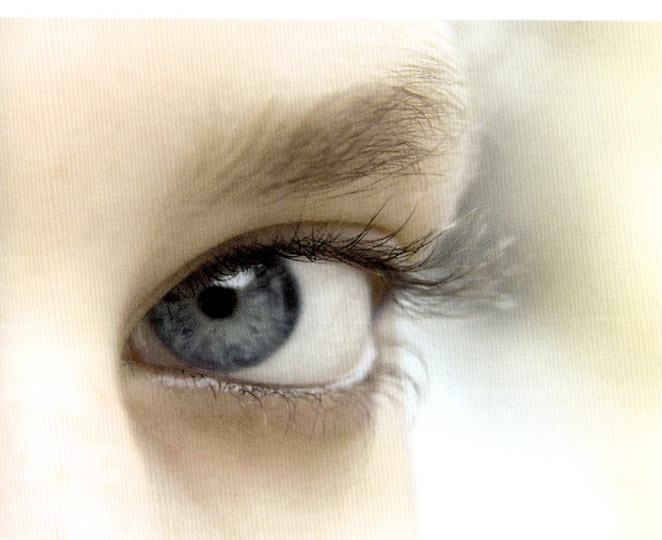

gen, bis zu dem Moment, in dem wir sie abends wieder schließen, leisten unsere Augen uns den ganzen Tag treue Dienste. Erst, wenn eine Erkrankung auftritt oder die Sehkraft stark nachlässt, nehmen wir wahr, wie sehr wir auf unsere Augen angewiesen sind.

Grundsätzlich sollten alle Beschwerden der Augen immer einem Augenarzt vorgestellt werden. Die Schüßler-Salze können aber begleitend zur ärztlichen Behandlung angewendet werden und so helfen, die Beschwerden zu lindern und den Heilungsprozess zu unterstützen.

Dosierung

Bei Augenerkrankungen ist besondere Vorsicht geboten. Stellen Sie diese möglichst rasch einem Facharzt vor.

Bei akuten Beschwerden wird die Einnahme der „Heißen Sieben" (s. S. 21 f., 33) empfohlen, diese kann bei Besserung auch wiederholt werden, falls die Beschwerden wiederkommen. Alternativ kann stündlich oder bis zu einem Intervall von alle fünf bis zehn Minuten je eine Tablette der passenden Schüßler-Salze eingenommen werden. Sobald eine Besserung eintritt, ist diese Dosis wieder zu reduzieren oder das Schüßler-Salz ganz abzusetzen. Als Kur bei chronischen Problemen der Augen werden über einen Zeitraum von einigen Monaten jeweils drei bis sechs Tabletten der entsprechenden Schüßler-Salze eingenommen.

FOLGENDE SCHÜSSLER-SALZE SIND HILFREICH

Bindehautentzündung	Nr. 5 Kalium phosphoricum, Nr. 4 Kalium chloratum und Nr. 6 Kalium sulfuricum (je nach Entzündungsstadium, s. S. 27 ff.)
Grauer Star	Nr. 8 Natrium chloratum, Nr. 1 Calcium fluoratum und Nr. 11 Silicea
Grüner Star	Nr. 10 Natrium sulfuricum, Nr. 11 Silicea und Nr. 1 Calcium fluoratum
Augenschmerzen mit tränenden Augen	Nr. 8 Natrium chloratum
Augenschmerzen bei Bewegung	Nr. 5 Kalium phosphoricum
Stechende Augenschmerzen	Nr. 7 Magnesium phosphoricum und Nr. 5 Kalium phosphoricum
Entzündung der Augenlider	Nr. 3 Ferrum phosphoricum, Nr. 4 Kalium chloratum und Nr. 8 Natrium chloratum
Schwellung der Augenlider	Nr. 8 Natrium chloratum, Nr. 10 Natrium sulfuricum, Nr. 3 Ferrum phosphoricum und Nr. 4 Kalium chloratum
Verklebte Augenlider	Nr. 8 Natrium chloratum und Nr. 5 Kalium phosphoricum
Zuckende Augenlider (Tic)	Nr. 11 Silicea und Nr. 7 Magnesium phosphoricum
Entzündung und Probleme der Tränendrüsen	Nr. 8 Natrium chloratum
Trockenes Auge	Nr. 8 Natrium chloratum und Nr. 5 Kalium phosphoricum
Überanstrengte Augen	Nr. 1 Calcium fluoratum, Nr. 11 Silicea, Nr. 5 Kalium phosphoricum und Nr. 8 Natrium chloratum
Verminderte Sehkraft infolge Erschöpfung	Nr. 5 Kalium phosphoricum
Lichtempfindlichkeit	Nr. 3 Ferrum phosphoricum, Nr. 8 Natrium chloratum, Nr. 11 Silicea, Nr. 2 Calcium phosphoricum
Nachtblindheit	Nr. 10 Natrium sulfuricum, Nr. 11 Silicea, Nr. 8 Natrium chloratum und Nr. 5 Kalium phosphoricum

Blasenentzündung

**Bei Blasen-
beschwerden ist
eine ausreichen-
de Trinkmenge
besonders
wichtig und kann
die Symptome
erheblich lindern.**

Die Entzündung der Blase betrifft häufiger Frauen als Männer. Dies wird darauf zurückgeführt, dass Frauen einen kürzeren Harnleiter besitzen als Männer. Eine derartige Entzündung kann die unterschiedlichsten Ursachen haben. Die Symptome umfassen Schmerzen beim oder nach dem Wasserlassen, starkes Brennen, krampfartige Schmerzen und evtl. auch unwillkürlichen Harnabgang. Wenn Sie schon einmal oder gar mehrmals davon betroffen waren, dann wissen Sie, wie unangenehm und äußerst schmerzhaft diese Erkrankung sein kann. Je nach Schwere der Symptome und Dauer der Erkrankung ist es ratsam, einen Arzt aufzusuchen und sich untersuchen zu lassen. Auf jeden Fall sollte während einer Entzündung von Anfang an darauf geachtet werden, möglichst viel zu trinken, also mindestens zwei, besser noch drei und mehr Liter Tee oder Wasser. Aber auch insgesamt sind ausreichende Trinkmengen eine Voraussetzung dafür, dass unsere Blase und auch die Nieren gut arbeiten und gesund bleiben. Wenn Sie anfällig für Blasenentzündungen sein sollten, empfiehlt sich eine

FOLGENDE SCHÜSSLER-SALZE SIND HILFREICH

Im ersten Entzündungsstadium sind die Salze Nr. 3 Ferrum phosphoricum und Nr. 9 Natrium phosphoricum angezeigt.

Ständiger Harndrang	Nr. 7 Magnesium phosphoricum
Wenn Brennen beim Wasserlassen im Vordergrund steht	Nr. 8 Natrium chloratum
Wenn sich Eiter gebildet hat	Nr. 11 Silicea und Nr. 9 Natrium phosphoricum
Wenn sich im Urin flockige Beimischungen zeigen	Nr. 2 Calcium phosphoricum
Bei starken Schmerzen	Nr. 7 Magnesium phosphoricum und Nr. 3 Ferrum phosphoricum
Bei Neigung zu häufiger Blasenentzündung kann eine Kur mit folgenden Salzen über einen längeren Zeitraum vorgenommen werden.	Nr. 11 Silicea und Nr. 9 Natrium phosphoricum. Außerdem kann Nr. 10 Natrium sulfuricum immer mal wieder als Zwischengabe in die Kur eingefügt werden.

längerfristige naturheilkundliche Behandlung, die die körperlichen und mögliche emotionale Ursachen einschließt. Die Schüßler-Salze können helfen, unseren Zellstoffwechsel mit den nötigen Mineralien zu versorgen, sodass die Entzündung schneller abheilen kann und auch deren unangenehmen Folgen beseitigt werden. Langfristig kann eine Kur mit den entsprechenden biochemischen Mineralien die Abwehrkräfte stärken und die Anfälligkeit für Blasenentzündungen insgesamt verringern oder sogar ganz beseitigen.

Dosierung

Im akuten Stadium kann die „Heiße Sieben" (s. S. 21 f., 33) schnelle Linderung bringen. Oder Sie nehmen stündlich oder sogar alle fünf bis zehn Minuten je eine Tablette der entsprechenden Schüßler-Salze. Um Blasenentzündungen vorzubeugen, können die oben empfohlenen Schüßler-Salze auch über mehrere Wochen eingenommen werden. Eine solche Kur empfiehlt sich, wenn die Erkrankung immer wiederkehrt.

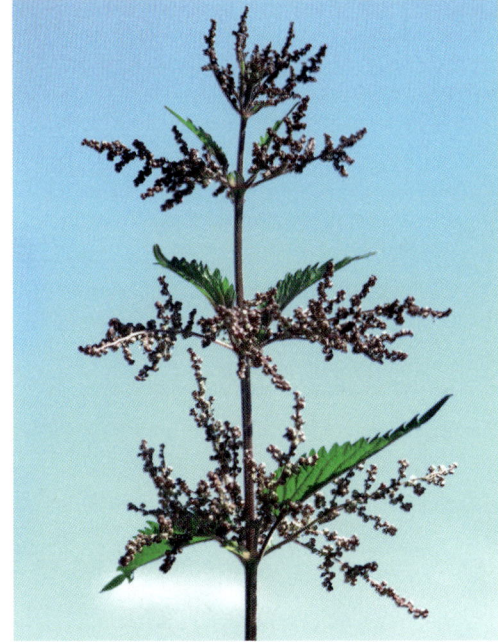

TIPP

TEES FÜR DIE BLASE

Folgende Tees sind aus der Phytotherapie (Pflanzenheilkunde) für ihre besonders lindernde und ausleitende Wirkung bei Blasenentzündung bekannt: Bärentraubenblätter, Brennnessel, Birkenblätter und Ackerschachtelhalm. Den Bärentraubenblättertee bereiten Sie so zu: zwei Teelöffel in eine große Tasse geben, mit kaltem Wasser übergießen, mehrere Stunden ziehen lassen und angewärmt zwei bis drei Tassen täglich davon trinken. Alle anderen Tees können Sie wie folgt zubereiten: Geben Sie einfach pro Tasse einen kleinen Löffel Tee in eine Kanne, übergießen ihn mit kochendem Wasser und lassen ihn zehn Minuten ziehen. Davon können Sie bis zu zwei Liter täglich für die Dauer der Erkrankung trinken.

Blutdruckprobleme

Unser Blutkreislauf sorgt dafür, dass alle Stoffe, die wir benötigen, wie z. B. Sauerstoff und Nährstoffe, Mineralien, Kohlehydrate, Proteine usw., aber auch Hormone, Enzyme und verschiedenste Botenstoffe, überall in unserem Körper verteilt werden. Eine Vielzahl ineinander wirkender Mechanismen steuern den Blutdruck. Dabei spielen unser Herz, Nieren, Hormone, Arterien und Venen und viele andere Faktoren eine wichtige Rolle. Aber auch die Psyche hat einen entscheidenden Einfluss auf unseren Blutdruck. So können sich (negativer) Stress, Aufregung, zu starker Zeitdruck, Überforderung am Arbeitsplatz und ungelöste Spannungen im privaten Umfeld ebenfalls ungünstig auswirken. Unser Blutdruck ist kein konstanter Faktor, sondern schwankt in mehr oder weniger großem Umfang je

FOLGENDE SCHÜSSLER-SALZE SIND HILFREICH

zu niedriger Blutdruck	Nr. 9 Natrium phosphoricum, Nr. 5 Kalium phosphoricum und Nr. 7 Magnesium phosphoricum
zu hoher Blutdruck	Nr. 8 Natrium chloratum, Nr. 1 Calcium fluoratum, Nr. 2 Calcium phosphoricum, Nr. 7 Magnesium phosphoricum, Nr. 9 Natrium phosphoricum und Nr.11 Silicea
Kreislaufschwäche allgemein	Nr. 5 Kalium phosphoricum, Nr. 7 Magnesium phosphoricum, Nr. 8 Natrium chloratum, Nr. 2 Calcium phosphoricum, Nr. 4 Kalium chloratum
Schwindel	Nr. 3 Ferrum phosphoricum, Nr. 10 Natrium sulfuricum, Nr. 2 Calcium phosphoricum und Nr. 1 Calcium fluoratum
Ohnmachtsneigung	Nr. 2 Calcium phosphoricum und Nr. 5 Kalium phosphoricum
Anämie/Blutarmut	Nr. 3 Ferrum phosphoricum, Nr. 2 Calcium phosphoricum, Nr. 8 Natrium chloratum, und Nr. 11 Silicea
Durchblutungsstörungen	Nr. 7 Magnesium phosphoricum, Nr. 2 Calcium phosphoricum, Nr. 4 Kalium chloratum, Nr. 1 Calcium fluoratum und Nr. 11 Silicea

nach innerlicher Verfassung und äußerem Umfeld. Ein leichter Anstieg des Blutdrucks im Alter ist normal. In 90 bis 95 Prozent aller Fälle kann keine direkte organische Ursache für eine Erhöhung des Blutdrucks festgestellt werden. Leider werden Blutdruckmedikamente allzu oft über viele Jahre verordnet, ohne dass sie Wirkung zeigten oder die Ursachen festgestellt wurden.

Auch der Vorbeugung und Behandlung mit den Schüßler-Salzen sollte eine möglichst umfassende Überprüfung der Lebenssituation und möglicher Ursachen vorangehen. Gibt es evtl. belastende psychische Faktoren oder Lebensgewohnheiten, die zu einem instabilen Blutdruck/Kreislauf beitragen, und können diese abgestellt oder zumindest verringert werden? Gibt es andere Störungen oder Erkrankungen, die als Ursache in Frage kommen? Hat evtl. die Einnahme von Medikamenten zu diesen Problemen geführt? (Bitte lesen Sie die Beipackzettel Ihrer Medikamente immer genau durch!)

Dosierung

Als Mittel bei akuten Beschwerden sollten Sie zuerst an die Einnahme der „Heißen Sieben" (s. S. 21 f., 33) des entsprechenden Schüßler-Salzes denken. Oder sie nehmen stündlich oder sogar alle fünf bis zehn Minuten je eine Tablette der entsprechenden Schüßler-Salze. Sobald eine Besserung eintritt, ist diese Dosis wieder zu reduzieren oder das Schüßler-Salz ganz abzusetzen. Als Kur bei Blutdruckproblemen und Beschwerden des Kreislaufs empfiehlt es sich, die Salze über einen Zeitraum von einigen Monaten (jeweils drei bis sechs Tabletten pro Tag) einzunehmen.

Achten Sie dabei von Zeit zu Zeit auf Besserungen und Veränderungen der Symptome und passen Sie daraufhin Ihre Auswahl der Schüßler-Salze erneut an.

▪ INFO

DER MENSCH ALS GANZES

Bei einem so komplexen Thema wie dem des Blutdrucks und Kreislaufs zeigt sich sehr eindrücklich, dass unser Wohlbefinden und unsere Gesundheit auf dem harmonischen Zusammenwirken vieler Bedingungen beruht und Erkrankungen meist nicht losgelöst voneinander betrachtet und grundsätzlich geheilt werden können. Aus der Homöopathie ist die Richtlinie bekannt: „Wir behandeln keine Krankheiten, sondern (ganze) Menschen". Dieses Prinzip hat auch Dr. Schüßler in der Entwicklung der Biochemischen Therapie berücksichtigt. Dies ist sicher mit einer der Gründe, dass die Behandlung mit Schüßler-Salzen von so vielen Menschen dankbar angenommen wird und dass diese Therapie so erfolgreich bei der Vorbeugung und Behandlung von Beschwerden ist, für die die sogenannte Schulmedizin keine adäquaten Lösungen bereithält.

Depression

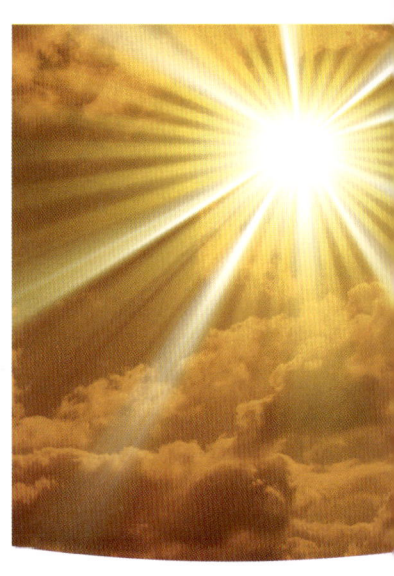

Die Depression ist die am häufigsten auftretende psychische Erkrankung. Sie ist nicht zu unterschätzen und bedarf je nach Schweregrad der kontinuierlichen Behandlung und in schweren Fällen sogar der stationären Betreuung. Sie unterscheidet sich von einer „einfachen" Traurigkeit oder vorübergehenden Niedergeschlagenheit durch ihre Intensität und Hartnäckigkeit. Schulmedizinisch wird zusätzlich zur Psychotherapie oder als alleinige Therapie die Gabe von Antidepressiva verordnet. Nicht nur bei depressiven Beschwerden ist es sinnvoll, sich seine derzeitigen Lebensumstände einmal genauer anzuschauen und diese evtl. veränderten Bedürfnissen anzupassen. Folgende Fragen sind dabei vielleicht hilfreich: Gibt es Bereiche, die dringend einer Veränderung bedürfen? Sorgen Sie für ausreichend Entspannung und Freude in Ihrem Alltag? Haben Sie Pläne oder einen Traum, der schon sehr lange auf seine

Verschieben Sie nicht alles auf den nächsten Tag, die nächste Woche, das nächste Jahr. Leben Sie jetzt in diesem Augenblick. Wenn wir uns immer mit unseren Gedanken in der Vergangenheit oder in der Zukunft befinden, „verpassen wir die Verabredung mit dem Leben". Probieren Sie es einmal aus!

◼ FOLGENDE SCHÜSSLER-SALZE SIND HILFREICH

Grundsätzlich kann jedes gut passende Schüßler-Salz nicht nur eine Entspannung und Heilung auf körperlicher, sondern gleichzeitig auch auf psychischer Ebene bewirken.

Die Hauptmittel sind	Nr. 8 Natrium chloratum, Nr. 6 Kalium sulfuricum und Nr. 5 Kalium phosphoricum, Nr. 7 Magnesium phosphoricum
Depression verbunden mit Wasseransammlungen (Ödeme) und dem Gefühl von Aufgedunsensein	Nr. 8 Natrium chloratum
Depression mit Schwerpunkten auf Ängstlichkeit, Erschöpfung und Müdigkeit	Nr. 6 Kalium sulfuricum und Nr. 5 Kalium phosphoricum

Verwirklichung wartet? Leben Sie in der Gegenwart oder eher in der Vergangenheit oder Zukunft? Ist Ihre Wohnung voller Erinnerungsstücke? Sind Ihre zwischenmenschlichen Kontakte für Sie hilfreich und aufbauend?

Die Behandlung mit Schüßler-Salzen kann in Phasen erhöhter psychischer Belastung eine gute Unterstützung sein, sie hat aber auch ihre Grenzen. Falls die Traurigkeit oder Depression länger andauert und sehr intensiv sein sollte, ist es unbedingt notwendig, einen Heilpraktiker oder Arzt Ihres Vertrauens aufzusuchen und sich in eine Behandlung zu begeben.

Dosierung

Als Kur zur langfristigen Unterstützung bei chronisch depressiven Zuständen empfiehlt es sich, die entsprechenden Schüßler-Salze über einen Zeitraum von einigen Monaten (jeweils drei bis sechs Tabletten pro Tag) einzunehmen. Achten Sie dabei von Zeit zu Zeit auf Besserungen und Veränderungen der Symptome und passen Sie die Auswahl der Salze ggf. entsprechend an.

> **■ TIPP**
>
> ## JOHANNISKRAUT
>
> Die sehr effektive und zuverlässige Wirkung von Johanniskrautpräparaten bei der Behandlung von depressiven Verstimmungen ist in den letzten Jahren immer bekannter geworden. Aufgrund von zahlreichen Forschungen ist dies mittlerweile wissenschaftlich belegt und hat dazu geführt, Johanniskrautpräparate ab einer bestimmten Wirkstoffkonzentration unter Verschreibungspflicht zu stellen. Als Tee, Tinktur und Tabletten mit niedrigerer Konzentration des Wirkstoffes ist Johanniskraut aber weiterhin frei erhältlich. Achten Sie bei der Einnahme auf eine Mindestmenge von 900 Milligramm täglich (d. h. bei Tabletten mit 300 Milligramm nehmen Sie drei Stück täglich, bei Tabletten mit 500 Milligramm zwei Tabletten täglich usw.).

Erkältung

Eine Erkältung hat wohl jeder schon einmal gehabt, und sicher kennen auch Sie das Gefühl, völlig erschöpft und lustlos, geplagt von Schnupfen, Husten und Gliederschmerzen zu Hause auf dem Sofa zu liegen und unfähig zu einem klaren Gedanken zu sein. Wer Glück hat und eine relativ starke Lebenskraft, bekommt noch Fieber dazu und hat diesen Zustand in einigen Tagen ohne Probleme überstanden und fühlt sich wieder voller Tatendrang und wohler als zuvor. Dieses Phänomen kennt man auch von

Kindern, die nach überstandener Erkältung und Fieber plötzlich einen neuen Schritt in ihrer Entwicklung, z. B. das selbstständige Laufen, vollziehen. In diesem Falle ist es auch nicht notwendig, irgendeine Behandlung, abgesehen von unterstützenden Hausmitteln, durchzuführen, es sei denn, es steht ein wirklich unaufschiebbarer Termin, eine Flugreise, eine wichtige Prüfung o. Ä., bevor. Denn bekanntermaßen „dauert eine Erkältung mit Behandlung sieben Tage und ohne eine Woche". Naturheilkundlich gesehen ist eine Erkältung ein Zeichen für gut funktionierende Abwehrkräfte. Diese setzen sich ja ständig mit denen uns umgebenden Einflüssen, Bakterien, Viren, Schadstoffen, Schmutz usw. auseinander, und ein bis zweimal im Jahr wird so etwas wie eine große Reinigung, in Form eines Schnupfens, Hustens usw. durchgeführt. In Anbetracht dessen ist gegen eine Erkältung nichts einzuwenden. Wenn Sie einmal rückblickend auf solche Zeiten schauen, erinnern Sie sich sicher daran, dass Sie manchmal auch eine besonders anstrengende Zeit mit viel Stress hatten, kurz bevor Sie krank wurden, und die Erkältung eine Art unfreiwilliger „Urlaub" oder

Die Schüßler-Salze sind optimal dafür geeignet, unsere Abwehrkräfte besonders bei akuten Krankheiten bei ihrer Arbeit zu unterstützen.

FOLGENDE SCHÜSSLER-SALZE SIND HILFREICH

Allgemein zur Vorbeugung bei häufig auftretenden Erkältungen: Nr. 11 Silicea und Nr. 9 Natrium phosphoricum über einen längeren Zeitraum.
Zur direkten Behandlung einer akuten Erkältung empfiehlt sich die Orientierung anhand der Entzündungsstadien:

Erstes Stadium	Nr. 3 Ferrum phosphoricum als erstes Mittel für akute Beschwerden und die vier klassischen Zeichen einer Entzündung wie Rötung, Schwellung, Schmerz und Hitze.
Zweites Stadium	Nr. 4 Kalium chloratum für das zweite Stadium, bei dem immer auch noch die im ersten Stadium genannten Entzündungszeichen vorhanden sein können und außerdem erste Anzeichen eines Schnupfens auftreten. Der Schnupfen kann dabei wässrig-flüssig sein, gelartig oder auch als Stockschnupfen auftreten.
Drittes Stadium	Nr. 6 Kalium sulfuricum wird im dritten Stadium genommen, wenn die Absonderungen zäh sind, die Erkältung sich hinzieht und die Heilung nur sehr zögerlich voranschreitet oder ganz stagniert. Da die beiden ersten Stadien ineinander übergehen und die beiden Mittel Nr. 3 Ferrum phosphoricum und Nr. 4 Kalium chloratum sich wunderbar ergänzen, hat es sich bewährt, beide Mittel gleichzeitig im Wechsel zu geben.

eine Atempause war. Was können Sie aber tun, wenn sich die Erkältungen viel länger als die sprichwörtliche Woche hinziehen, wenn sie viel öfter auftreten als nur ein bis zweimal jährlich und sehr quälend sind? Letzteres weist eher auf eine schwache oder gestörte Immunabwehr hin und sollte natürlich schon behandelt werden. Sicher ist es auch ratsam, mögliche Ursachen in der Lebensführung zu suchen und evtl. zu verändern, wie z. B. die Ernährung, der individuell passende Tagesrhythmus, ausreichend Zeit an der frischen Luft, genügend Schlaf und Erholung, aber auch mögliche Über- oder Unterforderung.

Dosierung

Als Mittel bei akuten Beschwerden sollten Sie zuerst an die Einnahme der „Heißen Sieben" (s. S. 21 f., 33) denken. Wenn daraufhin eine Erleichterung eintritt, die jeweiligen Beschwerden aber wiederkehren, können Sie die „Heiße Sieben" auch wiederholen. Alternativ dazu kann stündlich oder bis zu einem Intervall von alle fünf bis zehn Minuten jeweils eine Tablette der passenden Schüßler-Salze eingenommen werden. Sobald eine Besserung eintritt, ist diese Dosis wieder zu reduzieren oder das Schüßler-Salz ganz abzusetzen. Als Kur bei erhöhter Anfälligkeit für Erkältungen (mehr als zwei Erkältungen pro Jahr) empfiehlt sich die Einnahme von je drei bis sechs Tabletten der entsprechenden Schüßler-Salze täglich über einen Zeitraum von einigen Monaten. Achten Sie dabei von Zeit zu Zeit auf Besserungen und Veränderungen der Symptome und passen Sie daraufhin Ihre Auswahl der Salze ggf. entsprechend an.

TIPP

BEI ERKÄLTUNGEN VIEL TRINKEN

Bei einer Erkältung ist es sehr wichtig, dass Sie ausreichend trinken, mindestens zwei Liter täglich, am besten aber mehr. Zur Trinkmenge zählen hier nur Tees oder Wasser, zucker- oder koffeinhaltige Getränke jedoch nicht. Lindenblüten- und Holunderblütentee sind schweißtreibend und deshalb sehr gut zur Unterstützung der Heilung bei Erkältungen geeignet.

TIPP

ERKÄLTUNGSBAD

Wenn Sie über einen stabilen Kreislauf verfügen, können Sie auch ein Bad mit ansteigender Temperatur nehmen. Die Wassertemperatur wird dabei von anfänglich ca. 37 auf 38,5 Grad Celsius innerhalb einer Viertelstunde und dann langsam auf 39 Grad Celsius erwärmt. Anschließend legen Sie sich ohne Abtrocknen für eine Stunde ins Bett zum Nachschwitzen und duschen sich danach mit warmen Wasser ab.

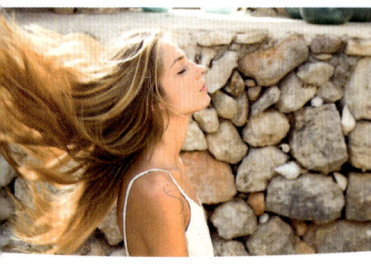

Haargesundheit

Wer von Haarausfall betroffen ist, weiß, wie unangenehm das sein kann, und hat meist den Wunsch, dies möglichst schnell zu behandeln. Die Sorge um das Aussehen entspringt dabei nicht unbedingt einer Art Eitelkeit, sondern ähnlich wie bei sichtbaren Hautproblemen kann es unangenehm sein, von Anderen auf seine Beschwerden angesprochen zu werden und evtl. dabei noch ungefragt gut gemeinte Ratschläge zu erhalten. Für die Wahl der Behandlung ist es wichtig, die möglichen Ursachen in Betracht zu ziehen und Grunderkrankungen, wie z. B. hormonelle Probleme, auszuschließen. Als krankhaft wird ein Haarverlust erst ab mindestens 80 Haaren pro Tag angesehen, wobei die Menge individuell etwas verschieden ist und wohl jeder weiß, wann sein persönliches Maß überschritten ist. Es wird unterschieden zwischen einem diffusen und kreisrundem Haarausfall, bei dem die Haare an der betreffenden Stelle büschelweise ausfallen. Ein leicht vermehrtes Ausfallen der Haare kann nach Stress, fieberhaften Erkrankungen, Medikamenteneinnahme, Operationen, während der Schwangerschaft oder starker seelischer Belastung auftreten. Wenn die Beschwerden vorübergehend sind, bedarf es meist keiner langfristigen Behandlung. Nur wenn dieser Zustand länger anhält, die Menge

Gepflegtes, kräftiges und damit schönes Haar gilt als Zeichen guter Gesundheit. Setzen Sie dies nicht durch unnötige Anwendungen (z. B. zu häufiges Färben, Kaltwelle usw.) aufs Spiel.

FOLGENDE SCHÜSSLER-SALZE SIND HILFREICH

Schüßler-Salze bei Haarausfall und zur allgemeinen Kräftigung der Haare und Haarwurzeln	Hauptmittel ist Nr. 11 Silicea, dazu Nr. 5 Kalium phosphoricum, Nr. 8 Natrium chloratum und Nr. 9 Natrium phosphoricum
Bei kreisrundem Haarausfall (Alopecia areata)	Nr. 6 Kalium phosphoricum, Nr. 10 Natrium sulfuricum und Nr. 11 Silicea
Kopfschuppen	Nr. 8 Natrium chloratum, Nr. 6 Kalium sulfuricum und Nr. 9 Natrium phosphoricum
Allgemein empfindliche Kopfhaut	Nr. 11 Silicea
Kopfhaut empfindlich auf Druck und Berührung	Nr. 3 Ferrum phosphoricum und Nr. 5 Kalium phosphoricum

der ausfallenden Haare recht hoch ist und es sich um einen kreisrunden Haarausfall handelt, besteht Handlungsbedarf.

Dosierung

Als Kur bei Haarausfall und anderen Problemen der Haargesundheit empfiehlt es sich, die entsprechenden Schüßler-Salze über einige Monate (jeweils drei bis sechs Tabletten pro Tag) einzunehmen.

Aus der Praxis: Eine Patientin klagte über Haarausfall, der seit längerem bestand, stetig schleichend voranschritt und in ihren schlimmsten Befürchtungen eines Tages in einer Glatze enden würde. Die regelmäßige Einnahme von Silicea D12 über mehrere Wochen brachte den Haarausfall zum Stillstand und damit ihre Befürchtungen.
Übrigens konnte man bei ihr sehr schön und ausgeprägt eines der antlitzdiagnostischen Zeichen eines Siliceamangels: die auffällig tief liegenden Augen.

■ **TIPP**

AYURVEDA FÜR DAS HAAR

Eine sehr wirksame und einfache Methode, die aus dem Ayurveda (traditionelle indische Heilkunst) stammt, ist die Anwendung des Amla-Haaröls (alternativ kann auch biologisches Sesamöl genutzt werden). Tragen Sie abends das Öl auf Kopfhaut und Haare auf, massieren Sie ein und waschen erst am nächsten Morgen alles wieder aus. (Über Nacht können Sie ein Handtuch unter Ihren Kopf legen, um das Kissen zu schonen.) Dies Methode ist ein wunderbares Mittel, um die Gesundheit und Schönheit Ihrer Haare zu erhalten oder wiederherzustellen. Es ist besonders auch bei trockenem und widerspenstigem Haar zu empfehlen. Sie werden schon nach einigen Anwendungen den Unterschied bemerken können.

Hämorrhoiden

Bei Hämorrhoiden handelt es sich um eine Venenerweiterung im Bereich des Mastdarms, die meist auf einer Bindegewebsschwäche beruht. Im Gegensatz dazu sind bei Krampfadern die Beinvenen erweitert, und bei Besenreisern sind jeweils kleine gestaute Venen direkt unter der Haut sichtbar. Leichte Hämorrhoiden bleiben meist unbemerkt. Wenn aber von Hämorrhoiden gesprochen wird, dann sind schon Beschwerden spürbar, die sich durch Druckgefühl, Schmerzen und unangenehmen Juckreiz bemerkbar machen können. Eine ungesunde Ernährung (z. B. fehlende Ballaststoffe, sehr scharfes Essen, Kaffee) und Stuhlverstopfung können sich hier besonders ungünstig auswirken und die Symptome verschlimmern.

FOLGENDE SCHÜSSLER-SALZE SIND HILFREICH	
Bei aktuellen Beschwerden	Nr. 1 Calcium fluoratum als Tablette und als Salbe, außerdem die Salbe Nr. 11 Silicea
Bei starken Schmerzen	Nr. 3 Ferrum phosphoricum, Nr. 1 Calcium fluoratum und Nr. 11 Silicea, alle drei im Wechsel jeweils als Tablette und Salbe (z. B. einen Tag Nr. 3 Ferrum phosphoricum als Tablette und Salbe, am folgenden Tag Nr. 1 Calcium fluoratum als Tablette und Salbe, am dritten Tag Nr. 11 Silicea als Tablette und Salbe, dann weiter mit Nr. 1 usw.)
Zur vorbeugenden kurmäßigen Anwendung bei bekannter Neigung zu Hämorrhoiden (oder auch Krampfadern und Besenreisern)	Nr. 1 Calcium fluoratum, Nr. 11 Silicea und Nr. 9 Natrium phosporicum drei bis sechs Tabletten im täglichen Wechsel.

Dosierung

Bei akuten Beschwerden oder Schmerzen denken Sie bitte zuerst an die Einnahme der „Heißen Sieben" (s. S. 21 f., 33) des jeweils passenden Schüßler-Salzes. Wenn daraufhin eine Erleichterung eintritt, die jeweiligen Beschwerden später aber wiederkommen, können Sie die „Heiße Sieben" auch wiederholen. Alternativ dazu kann stündlich oder bis zu einem Intervall von alle fünf bis zehn Minuten je eine Tablette der passenden Schüßler-Salze eingenommen werden. Sobald eine Besserung eintritt, ist diese Dosis wieder zu reduzieren oder das Schüßler-Salz ganz abzusetzen. Als Kur empfiehlt es sich, die entsprechenden Schüßler-Salze über einige Monate (jeweils drei bis sechs Tabletten pro Tag) einzunehmen.

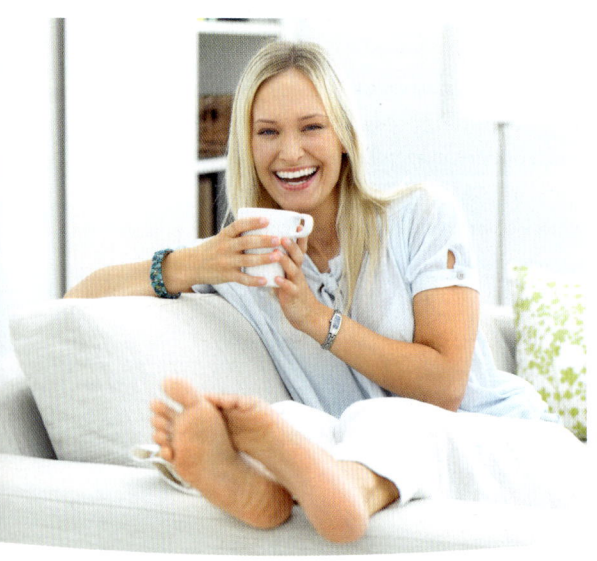

Heuschnupfen

Wer die Beschwerden bei Heuschnupfen kennt, weiß, wie unangenehm und lästig sie sein können: Fließschnupfen, tränende Augen, Juckreiz und Niesanfälle gehören dazu. Damit verbunden sind meist ein allgemeines Unwohlsein und Erschöpfung. Manchmal möchten sich die Betroffenen nur noch zurückziehen. Schulmedizinisch gibt es nur die Möglichkeit, die Symptome durch Medikamente zu unterdrücken, d. h. Nasenspray gegen den Fließschupfen, Augentropfen gegen das Tränen und den Juckreiz usw. Diese Mittel können zwar in dem Moment eine große Erleichterung verschaffen, der Heuschnupfen wird damit aber nicht geheilt, und die Symptome kehren wieder. Eine vollständige Heilung des Heuschnupfens kann durch die Anwendung der Schüßler-Salze auch nur dann erzielt werden, wenn als grundsätzliche Ursache ein Mangel an den entsprechenden Mineralien in Frage kommt. Deshalb ist es sicher hilfreich, die Behandlung bei einem Heilpraktiker oder Therapeuten Ihres Vertrauens in Erwägung zu ziehen, um nicht nur die jeweils aktuellen Symptome des Heuschnupfens zu lindern, sondern eine vollständige Heilung herbeizuführen. Auf dem Gebiet der chronischen Erkrankungen hat sich die Homöopathie wie kein anderes Therapiesystem bestens bewährt.

TIPP
GUT FÜR DIE NASE

Tägliche Nasenspülungen mit Salz sind sowohl aus dem europäischen als auch asiatischem Raum seit langem bekannt und haben sich bestens bei allen Beschwerden der Schleimhäute, z. B. Heuschnupfen, Schnupfen, Nasennebenhöhlenentzündung (Sinusitis), häufigen Erkältungen usw., bewährt. Besonders die vorbeugende Wirkung ist erstaunlich und relativ direkt spürbar.

Für eine optimale Wirkung ist das sogenannte Himalajasalz zu bevorzugen, da es nicht nur Kochsalz (Natriumchlorid) enthält, sondern auch zahlreiche andere Mineralien und Spurenelemente. Dies ist ganz im Sinne von Dr. Schüßler, der ja die große Aufnahmebereitschaft unserer Schleimhäute für Mineralien und andere Stoffe ausgiebig erforscht hat.

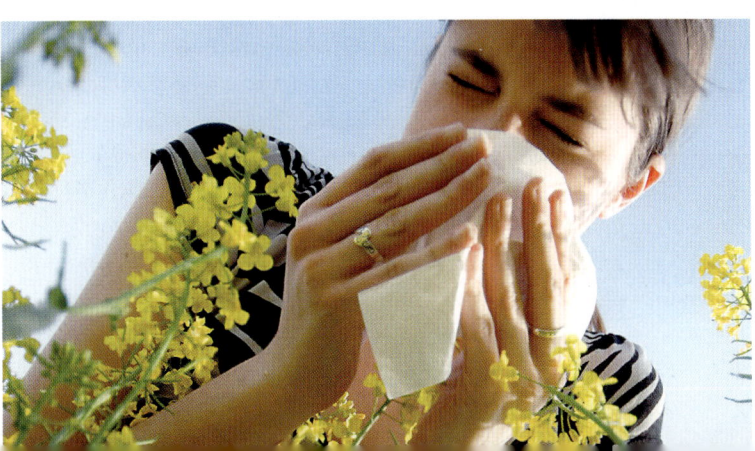

FOLGENDE SCHÜSSLER-SALZE SIND HILFREICH	
Kurmäßig ca. vier bis fünf Wochen vor Beginn der problematischen Zeit	Nr. 3 Ferrum phosphoricum und Nr. 8 Natrium chloratum abwechselnd jeweils drei bis sechs Tabletten täglich
Zur Behandlung bei bestehendem Heuschnupfen	Nr. 8 Natrium chloratum und Nr. 3 Ferrum phosphoricum als Hauptmittel
Zusätzlich	Nr. 5 Kalium phosphoricum und Nr. 11 Silicea

INFO

KRANKHEIT DER INDUSTRIELÄNDER

Interessanterweise tritt Heuschnupfen (und andere Allergien) in den Entwicklungsländern kaum auf. Solche Erkenntnisse veranlassen die Wissenschaftler mehr und mehr dazu, die Ursachen für Heuschnupfen nicht nur in der Pollenkonzentration zu suchen, sondern auch andere, bereits aus der Naturheilkunde bekannte Faktoren, wie z. B. mögliche Belastung des Immunsystems durch Medikamente, Impfungen, Umweltverschmutzung, unnatürliche Nahrungsmittel usw. in ihre Forschung mit einzubeziehen.

Dosierung

Die Einnahme der „Heißen Sieben" (s. S. 21 f., 33) der passenden Schüßler-Salze kann jeweils auch bei akutem Heuschnupfen gute Dienste leisten und sollte bei einer nur vorübergehenden Erleichterung ruhig wiederholt werden. Alternativ können Sie stündlich oder auch alle fünf bis zehn Minuten jeweils eine Tablette einnehmen.

Kopfschmerzen

Es gibt wohl kaum jemanden, der noch nie Kopfschmerzen hatte. Das liegt sicher daran, dass sie keine eigenständige Erkrankung sind, sondern meist als Begleitsymptom anderer Erkrankungen auftreten. Außerdem können sie ein Zeichen von geistiger Überlastung, verschiedenster Verspannungen, Erkältungskrankheiten, niedrigem Blutdruck oder starker Übersäuerung sein. Je nach Ursache ist es manchmal ausreichend, sich etwas Ruhe und Entspannung zu gönnen, und die Schmerzen lassen nach einiger Zeit von allein nach. Falls Sie aber unter immer wiederkehrenden Kopfschmerzen leiden, ist es unbedingt ratsam, die möglichen Ursachen dafür abzuklären und sich ggf. in Behandlung zu begeben. Die Schüßler-Salze können im akuten Fall eine große Hilfe sein, die Schmerzen zu lindern oder ganz zu beseitigen. Langfristig ist es aber ratsam, die Grunderkrankung oder andere Ursachen, die zu häufigen Kopfschmerzen führen, abzustellen oder sich ggf. in Behandlung zu begeben. Grundsätzlich kann es hilfreich sein, den Körper bei der Entgiftung, Entsäuerung und Ausleitung oder auch bei bestehender Krampfneigung mit den Schüßler-Salzen zu unterstützen.

Sofortmaßnahme

Als Erste-Hilfe-Mittel leistet die „Heiße Sieben" mit Nr. 7 Magnesium phosphoricum (s. S. 52 ff.) oft sehr gute Dienste. Wenn eine Erleichterung eintritt, die Kopfschmerzen aber wiederkommen, können Sie die Einnahme der „Heißen Sieben" auch wiederholen.

Dosierung

Alternativ zur „Heißen Sieben" kann stündlich, bis zu einem Intervall von alle fünf bis zehn Minuten je eine Tablette eingenommen werden. Sobald eine Besserung eintritt, ist die Dosis zu reduzieren oder das Schüßler-Salz ganz abzusetzen.

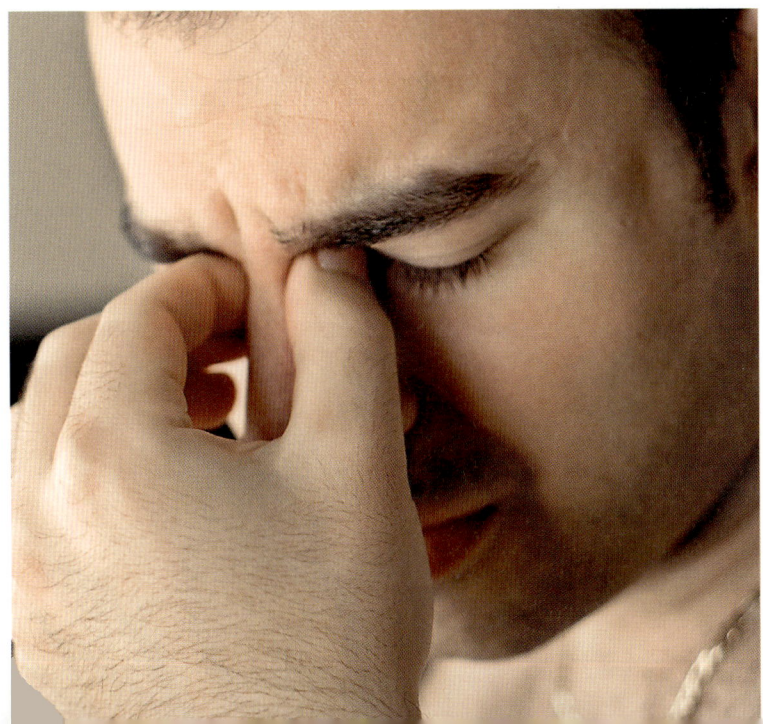

FOLGENDE SCHÜSSLER-SALZE SIND HILFREICH

Die Zuordnung des passenden Schüßler-Salzes erfolgt auch hier anhand der Begleiterscheinungen oder sogenannten Modalitäten (s. u.). Diese beschreiben jeweils die Art und Weise bzw. die Situation in der die Kopfschmerzen auftreten.

Krampfartige und plötzliche Schmerzen	Nr. 7 Magnesium phosphoricum
Mit Erbrechen	Nr. 3 Ferrum phosphoricum, Nr. 4 Kalium chloratum und Nr. 10 Natrium chloratum
Mit Erschöpfung und großer Schwäche	Nr. 5 Kalium phosphoricum
Mit Verstopfung	Nr. 3 Ferrum phosphoricum und Nr. 9 Natrium phosphoricum
Mit rotem Gesicht	Nr. 3 Ferrum phosphoricum
Kopfschmerzen durch Zugluft	Nr. 11 Silicea
Mit Empfindlichkeit der Haarwurzeln	Nr. 11 Silicea und Nr. 2 Calcium phosphoricum
Durch geistige Überanstrengung (auch sog. Schulkopfschmerz bei Kindern)	Nr. 2 Calcium phosphoricum als Hauptmittel, aber auch Nr. 3 Ferrum phosphoricum und Nr. 5 Kalium phosphoricum in Erwägung ziehen
Einseitiger Kopfschmerz	Nr. 7 Magnesium phosphoricum, Nr. 8 Natrium chloratum und Nr. 11 Silicea
Berstender Kopfschmerz	Nr. 8 Natrium chloratum
Mit Druck in den Augenhöhlen	Nr. 10 Natrium sulfuricum
Kopfschmerzen vom Nacken her	Nr. 8 Natrium chloratum und Nr. 7 Magnesium phosphoricum
Schmerzen besonders an den Schläfen	Nr. 11 Silicea
Schmerzen besonders an der Stirn	Nr. 2 Calcium phosphoricum, Nr. 10 Natrium sulfuricum und Nr. 1 Calcium fluoratum
Schmerzen besonders über den Augen	Nr. 11 Silicea
Kopfschmerzen durch Anämie und zu niedrigen Blutdruck	Nr. 5 Kalium phosphoricum und Nr. 2 Calcium phosphoricum
Kopfschmerzen nach Gehirnerschütterung (auch wenn diese schon länger zurückliegt)	Nr. 10 Natrium sulfuricum

Krampfadern

Bei Krampfadern (Varizen) handelt es sich um Erweiterungen der Beinvenen, deren Ursache allgemein auf eine ererbte Veranlagung zurückgeführt wird. Sie können begleitet sein von einem Gefühl der Schwere und Schwellungen in den Beinen, Rötung, Juckreiz und evtl. Wadenkrämpfen. Langes Sitzen und Stehen, ein allgemeiner Bewegungsmangel sowie Schwangerschaften können die Beschwerden noch verstärken. Wenn Sie bereits unter Krampfadern leiden, können Sie durch das Tragen von Kompressions- und Stützstrümpfen, häufiges Hochlagern der Beine und die Anwendung von kalten Wassergüssen nach Kneipp Ihre Beschwerden lindern und möglichen Komplikationen vorbeugen. Durch ihre kräftigende Wirkung auf das Bindegewebe und ihre insgesamt positive Wirkung auf Entzündungsprozesse können die Schüßler-Salze sowohl zur Vorbeugung als auch bei anhaltenden Symptomen hilfreich sein. Zudem sind sie bei akuten Beschwerden durch die Einnahme der „Heißen Sieben" (s. S. 21 f., 33) und dem vorsichtigen Auftragen der Salben in der Lage, die Schmerzen zu lindern.

Dosierung

Als Mittel bei akuten Beschwerden und Schmerzen sollten Sie zuerst an die Einnahme der „Heißen Sieben" (s. S. 21 f., 33) des jeweiligen Salzes und an die entsprechende(n) Salbe(n) denken. Wenn daraufhin eine Erleichterung eintritt, die Beschwerden aber wiederkehren, können Sie die „Heiße Sieben" auch wiederholen.

Alternativ dazu kann stündlich oder bis zu einem Intervall von alle fünf bis zehn Minuten je eine Tablette der passenden Schüßler-Salze eingenommen werden. Sobald eine Besserung eintritt, ist die Dosis zu reduzieren oder das Schüßler-Salz ganz abzusetzen.

> **TIPP**
>
> ## KUR GEGEN KRAMPFADERN
>
> Versuchen Sie einmal folgende Kur zur Vorbeugung, wenn Sie zu Krampfadern neigen oder bereits Beschwerden haben: Nehmen Sie jeweils sechs bis neun Tabletten der angegebenen Schüßler-Salze über einen Zeitraum von zwei Monaten, legen dann eine Pause ein und wiederholen anschließend die Kur.
>
> | | |
> |---|---|
> | Montag: | Nr. 1 Calcium fluoratum |
> | Dienstag: | Nr. 11 Silicea |
> | Mittwoch: | Nr. 9 Natrium phosphoricum |
> | Donnerstag: | Nr. 1 Calcium fluoratum |
> | Freitag: | Nr. 9 Natrium phosphoricum |
> | Samstag: | Nr. 11 Silicea |
> | Sonntag: | Nr. 1 Calcium fluoratum |

Als Kur zur Vorbeugung oder bei chronischen Beschwerden empfiehlt es sich, die entsprechenden Salze (jeweils drei bis sechs Tabletten pro Tag) über einige Monate anzuwenden. Auch die Salben können über diesen Zeitraum angewandt werden.

FOLGENDE SCHÜSSLER-SALZE SIND HILFREICH

Bei Schmerzen	Nr. 3 Ferrum phosporicum als Tablette und Salbe
Hauptmittel zur Vorbeugung und Kräftigung der Venen	Nr. 1 Calcium fluoratum, Nr. 11 Silicea und Nr. 9 Natrium phosphoricum
Die Salben	Nr. 1 Calcium fluoratum, Nr. 3 Ferrum phosphoricum und Nr. 11 Silicea. Diese werden am besten ebenfalls über einen langen Zeitraum im täglichen Wechsel verwendet. Um eine unnötige Reizung zu vermeiden, sollten die Salben nur vorsichtig dünn aufgetragen, aber nicht einmassiert werden.

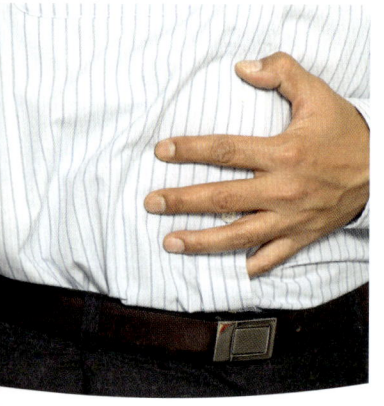

Magenbeschwerden

Probleme des Magens und die Entzündung der Magenschleimhaut (Gastritis) sind eine recht weit verbreitete Problematik, die auf unzählige Ursachen zurückgeführt wird, wie z. B. „schlechte" Ernährung, Unverträglichkeit bestimmter Lebensmittel, Folgen von Stress, Kummer usw. Aufgrund der Tatsache, dass unser Magen einen nicht unerheblichen Teil unserer Verdauung zu leisten hat, haben Probleme des Magens immer auch großen Einfluss auf unsere gesamte Verdauung und somit ganz entscheidend auf unseren allgemeinen Gesundheitszustand. Indem wir Nahrung zu uns nehmen, diese verarbeiten und für uns nutzbar machen, treten wir auf eine bestimmte Art mit unserer Umgebung in Kontakt. Die jeweils individuelle Weise, nach welchen Kriterien wir unsere Nahrungsmittel auswählen und wie wir sie zu uns nehmen, kann dementsprechend viel über uns aussagen. Aus diesem Grunde ist es sicher auch nicht verwunderlich, dass es viele Redensarten gibt, die sich auf den Zusammenhang zwischen unseren Gefühlen, den Gedanken und unserer Verdauung beziehen, so z. B. „Das muss ich erst einmal verdauen", „Das liegt mir schwer im Magen", „Liebe geht durch den Magen" usw.

Dosierung

Als Mittel bei akuten Beschwerden kommt zuerst die Einnahme der „Heißen Sieben" (s. S. 21 f., 33) in Betracht. Wenn daraufhin eine Erleichterung eintritt, die jeweiligen Beschwerden aber wiederkommen, können Sie diese auch wiederholen. Ansonsten kann stündlich oder bis zu einem Intervall von alle fünf bis zehn Minuten je eine Tablette der passenden Schüßler-Salze eingenommen werden. Bei chronischen Magenbeschwerden hingegen empfiehlt sich die Einnahme von je drei bis sechs Tabletten der entsprechenden Salze täglich über einen Zeitraum von einigen Monaten. Vergessen Sie dabei nicht, ihre Auswahl der Salze anhand der aktuellen Symptome hin und wieder zu überprüfen und anzupassen.

Achten Sie bei Ihrer Ernährung auf Abwechslung und frische, gesunde Lebensmittel.

FOLGENDE SCHÜSSLER-SALZE SIND HILFREICH	
Akute Magenentzündung	Nr. 5 Ferrum phophoricum, Nr. 7 Magnesium phosphoricum und Nr. 4 Kalium chloratum
Chronische Magenentzündung	Nr. 9 Natrium phosphoricum, Nr. 8 Natrium chloratum, Nr. 4 Kalium chloratum, Nr. 5 Kalium phosphoricum und Nr. 6 Kalium sulfuricum
Mit Leberbeschwerden	Nr. 10 Natrium sulfuricum
Mit Sodbrennen	Nr. 7 Magnesium phosphoricum und Nr. 9 Natrium phosphoricum
Magengeschwüre	Nr. 5 Kalium phosphoricum und Nr. 9 Natrium phosphoricum
Magenkrämpfe	Nr. 5 Kalium phosphoricum und Nr. 7 Magnesium phosphoricum
Nervöse Magenbeschwerden (d. h. Magenprobleme aufgrund von Aufregung, Ärger, Erwartungsspannung u. Ä.)	Nr. 5 Kalium phosphoricum und Nr. 7 Magnesium phosphoricum

Menstruationsbeschwerden

Manche Frauen haben im Zusammenhang mit ihrer Menstruation (Periode) unter mehr oder weniger starken Beschwerden zu leiden. Typische Symptome sind unregelmäßige, zu starke und zu lang andauernde Blutungen, Schmerzen, depressive Verstimmungen, Spannungsgefühle u. a. Unter dem sogenannten prämenstruellen Syndrom (kurz PMS) leiden einige Frauen an den Tagen vor ihrer Periode. Dies ist gekennzeichnet v. a. durch z. T. starke Spannungen der Brust, Schwellungen an Händen und Füßen, Blähungen, Stimmungsschwankungen und Kreislaufprobleme, die sich durch Schwindel und Kopfschmerzen bemerkbar machen können. Wenn Sie regelmäßig unter Beschwerden vor, während oder auch beim Abklingen der Menstruation zu leiden haben, dann empfiehlt sich eine Kur mit den entsprechenden Schüßler-Salzen über einen längeren Zeitraum. Als Anhaltspunkt zur Wahl des jeweils passenden Salzes können Sie u. g. (Begleit-)Symptome verwenden.

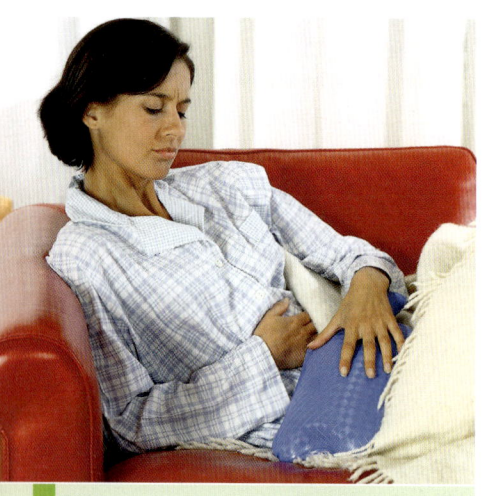

Dosierung

Als Mittel bei akuten Beschwerden sollten Sie zuerst an die Einnahme der „Heißen Sieben" (s. S. 21 f., 33) denken. Wenn daraufhin eine Erleichterung eintritt, die jeweiligen Beschwerden aber wiederkommen, können Sie die „Heiße Sieben" auch wiederholen. Alternativ dazu kann stündlich oder bis zu einem Intervall von alle fünf bis zehn Minuten je eine Tablette des passenden Schüßler-Salzes eingenommen werden. Sobald eine Besserung eintritt, ist diese Dosis wieder zu reduzieren oder das biochemische Salz ganz abzusetzen. Als Kur bei länger bestehenden Beschwerden empfiehlt es sich, die entsprechenden Schüßler-Salze über einige Monate (jeweils drei bis sechs Tabletten pro Tag) einzunehmen. Achten Sie dabei von Zeit zu Zeit auf Besserungen und Veränderungen der Symptome und passen Sie daraufhin Ihre Auswahl der Salze ggf. entsprechend an.

FOLGENDE SCHÜSSLER-SALZE SIND HILFREICH

Allgemein schmerzhafte Menstruation	Nr. 3 Ferrum phosphoricum, Nr. 1 Calcium fluoratum
Bei krampfartigen Schmerzen	Nr. 7 Magnesium phosphoricum, Nr. 3 Ferrum phosphoricum und Nr. 2 Calcium phosphoricum
Menstruation mit Erschöpfung und Schwäche	Nr. 3 Ferrum phosphoricum und Nr. 2 Calcium phosphoricum
Mit Kopfschmerzen	Nr. 7 Magnesium phosphoricum, Nr. 3 Ferrum phosphoricum, Nr. 8 Natrium chloratum und Nr. 10 Natrium sulfuricum
Regelblutung zu früh, zu lange	Nr. 2 Calcium phosphoricum
Zwischenblutungen	Nr. 1 Calcium fluoratum, Nr. 7 Magnesium phosphoricum und Nr. 11 Silicea
Bei unregelmäßiger Menstruation	Nr. 2 Calcium phosphoricum
Bei starkem Blutverlust	Nr. 3 Ferrum phosphoricum, Nr. 2 Calcium phosphoricum, Nr. 1 Calcium fluoratum, Nr. 10 Natrium sulfuricum, Nr. 11 Silicea
Eisenmangel durch zu starke Menstruation	Nr. 3 Ferrum phosphoricum
Bei starken Schwellungen	Nr. 8 Natrium chloratum
Bei prämenstruellem Syndrom (PMS)	Nr. 5 Kalium phosphoricum, Nr. 7 Magnesium phosphoricum und Nr. 8 Natrium chloratum im Wechsel
Schmierblutungen	Nr. 1 Calcium fluoratum und Nr. 7 Magnesium phosphoricum

Migräne

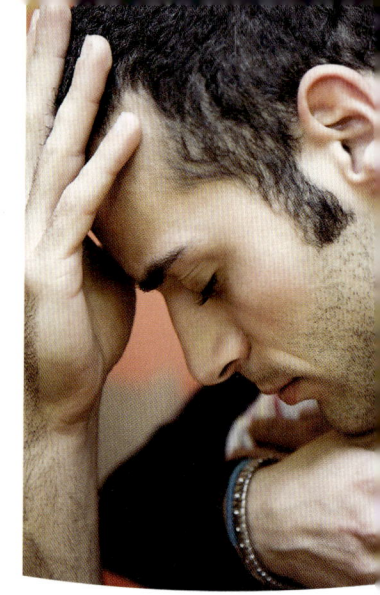

Bei der Migräne treten periodisch wiederkehrende und anfallsartig starke, pulsierende und halbseitige Kopfschmerzen auf, oft in Begleitung mit Übelkeit, Erbrechen, Licht- und Geräuschempfindlichkeit. Mit „einfachen" Kopfschmerzen hat das nichts mehr zu tun, und nur diejenigen, die selbst runter Migräne leiden, wissen, wie heftig ein solcher Anfall sein kann. Nicht selten helfen in diesem Zustand keine Schmerztabletten mehr und auch langfristig gibt es für die Betroffenen durch die Schulmedizin keine wirksame Behandlung, die zur Heilung führt. Alternativen bietet hier die Naturheilkunde, und auch die Behandlung mit Schüßler-Salzen kann zumindest zur Linderung, mitunter sogar zur vollständigen Heilung beitragen. Bei starker und lange bestehender Migräne ist es jedoch ratsam, sich in eine ganzheitliche Behandlung zu begeben, um die entsprechenden Ursachen zu beheben.

FOLGENDE SCHÜSSLER-SALZE SIND HILFREICH

Die Auswahl der Schüßler-Salze richtet sich nach den jeweiligen Begleiterscheinungen, die bei den Migräneanfällen auftreten.

Bei drohendem oder beginnendem Migräneanfall	Nr. 7 Magnesium phosphoricum und Nr. 2 Calcium phosphoricum als „Heiße Sieben"
Migräne mit starken Druckgefühl im Kopf	Nr. 3 Ferrum phosphoricum
Mit Sehstörungen und Übelkeit	Nr. 7 Magnesium phosphoricum und Nr. 8 Natrium chloratum
Mit Erbrechen von klarem Schleim	Nr. 8 Natrium chloratum
Mit Erbrechen von weißem Schleim	Nr. 4 Kalium chloratum

Mit nachfolgender starker Schwäche	Nr. 5 Kalium phosphoricum.
Leber und Galle	bei Beschwerden, die von Leber (und Galle) herrühren (Übelkeit, bitterer Mundgeschmack), bei Wetterwechsel, hohe Luftfeuchtigkeit (Nebel, Aufenthalt am Wasser): Nr. 7 Magnesium phosphoricum, Nr. 6 Kalium sulfuricum und Nr. 10 Natrium sulfuricum
Mit starker nervöser Veranlagung (auch bei „nervösem" Magen) und Kreislaufschwäche	Alle Phosphor-Salze: Nr. 2 Calcium phosphoricum, Nr. 3 Ferrum phosphoricum, Nr. 5 Kalium phosphoricum, Nr. 7 Magnesium phosphoricum und evtl. Nr. 9 Natrium phosphoricum
Mit Verstopfung	Nr. 7 Magnesium phosphoricum, Nr. 5 Ferrum phosphoricum und Nr. 10 Natrium sulfuricum
Mit Anämie (Frostigkeit, kalte Extremitäten, Einschlafen von Händen und Füßen)	Nr. 7 Magnesium phosphoricum, Nr. 2 Calcium phosphoricum, Nr. 8 Natrium chloratum

Dosierung

Alle Salze sollten im akuten Zustand vorzugsweise als „Heiße Sieben" (s. S. 21 f., 33) eingenommen werden. Sie können aber auch alle fünf bis zehn Minuten oder stündlich eine Tablette des entsprechenden Schüßler-Salzes, evtl. auch mehrere Salze abwechselnd einnehmen. In der anfalls-freien Zeit empfiehlt sich eine Kur von jeweils drei bis sechs Tabletten im täglichen Wechsel.

Prostatabeschwerden

Schätzungsweise jeder dritte Mann im Alter zwischen zwanzig und fünfzig Jahren hat mit Beschwerden der Prostata (Vorsteherdrüse) zu tun. Eine Entzündung und Schwellung der Prostata kann zu folgenden Beschwerden führen: Schmerzen und Druck im Dammbereich, Probleme beim Was-serlassen, häufiges, oft auch nächtliches Wasserlassen, ein verminderter Harnstrahl und Nachtröpfeln. Die Vergrößerung des Prostatagewebes engt

VORBEUGEN IST BESSER ALS HEILEN

Um bei Prostatabeschwerden die entsprechenden Symptome z. T. zu lindern oder bei bekannter Anfälligkeit einer möglichen Erkrankung und akuten Entzündung vorzubeugen, können folgende Tipps hilfreich sein: Achten Sie auf eine möglichst gesunde Ernährung (wenig Fleisch, dafür viel Fisch, wenig Alkohol, vitamin- und nährstoffreiche frische Lebensmittel, gesunde Fette wie Olivenöl und Leinöl, ausreichende Trinkmenge). Vermeiden Sie Erkältungen (z. B. durch nasse Füße) und achten Sie auf Wärme am Unterleib. Nehmen Sie sich möglichst Zeit für viel Bewegung an der frischen Luft, sorgen Sie für einen regelmäßigen und leichten Stuhlgang und halten Sie niemals den Urin zurück.

dabei die ableitenden Harnwege ein und führt somit zu den entsprechenden Symptomen. Bitte lassen Sie also bei unklaren Beschwerden in diesem Bereich die Ursache durch einen Urologen abklären und begeben sich bei Bedarf in eine entsprechende Behandlung.

Dosierung

Bei akuten Beschwerden leistet die „Heiße Sieben" (s. S. 21 f., 33) mit den entsprechenden Schüßler-Salzen oft sehr gute Dienste. Wenn eine Erleichterung eintritt, die Beschwerden aber wiederkommen, können Sie diese auch wiederholen. Außerdem kann während akuter Beschwerden stündlich, bis zu einem Intervall von alle fünf bis zehn Minuten je eine Tablette eingenommen werden. Sobald eine Besserung eintritt, ist diese Dosis wieder zu reduzieren oder das Schüßler-Salz ganz abzusetzen.

Als Kur zur Behandlung und Vorbeugung gegen Prostatabeschwerden empfiehlt es sich, die entsprechenden Schüßler-Salze über einen Zeitraum von einigen Monaten (jeweils drei bis sechs Tabletten pro Tag) einzunehmen.

FOLGENDE SCHÜSSLER-SALZE SIND HILFREICH

Bei Entzündung der Prostata	Nr. 2 Calcium phosphoricum, Nr. 3 Ferrum phosphoricum und Nr. 10 Natrium sulfuricum als Kur über mehrere Monate
Bei Entzündung mit eitrigem Ausfluss	Nr. 11 Silicea und Nr. 12 Calcium sulfuricum
Bei Schwellung der Prostata	Nr. 10 Natrium sulfuricum
Bei schmerzhafter Schwellung	Nr. 7 Magnesium phosphoricum

Rückenschmerzen und Bandscheibenprobleme

Rückenschmerzen können viele Namen haben: „Lumbago", „Ischias", „Hexenschuss" oder „Bandscheibenprobleme". Die Schmerzen setzen meistens plötzlich und heftig ein, verschwinden nach einigen Tagen von selbst oder halten manchmal in verminderter Form einige Wochen an. Die Erkrankung selbst ist meist ungefährlich. Die Schmerzen können dafür umso lästiger und auch beunruhigend sein. Die Sorge, dass dies zu einem dauerhaften (chronischen) Zustand wird, bei dem keine Besserung zu erwarten ist und man evtl. zukünftig nur sehr eingeschränkt seinen Tätigkeiten und Interessen nachgehen kann, ist manchmal recht groß. Zum Glück sind diese Befürchtungen in den meisten Fällen unbegründet.

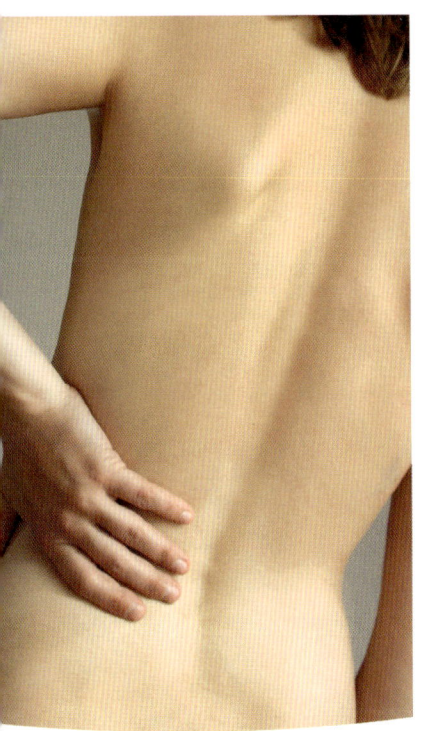

Leichte Bewegungen und möglichst abwechslungsreiche Körperhaltungen (Stehen, Sitzen, Gehen usw. im Wechsel) können helfen, unseren Rücken zu entlasten und gesund zu erhalten.

Ein Hauptgrund für die zunehmende Empfindlichkeit und Schwäche des Rückens und der Bandscheiben stellt v. a. die mangelnde Bewegung dar. Durch die besondere Anatomie und Lage der Bandscheiben sind sie auf sanfte und kontinuierliche Bewegung angewiesen. Man kann sie sich wie eine Art Schwamm vorstellen, der durch regelmäßige Bewegung unseres Rückens jeweils ausgepresst und beim Vollsaugen wieder mit Nährstoffen und Flüssigkeit versorgt wird. Durch zu langes Sitzen oder Verharren in denselben Positionen ist diese wichtige Funktion manchmal bis auf ein Minimum eingeschränkt. Dementsprechend leidet unser Rücken und meldet sich mit Schmerzen.

FOLGENDE SCHÜSSLER-SALZE SIND HILFREICH

Bei akuten Rückenschmerzen oder einem Bandscheibenvorfall (begleitend zur medizinischen Behandlung)	Nr. 7 Magnesium phosphoricum, Nr. 5 Ferrum phosphoricum, Nr. 9 Natrium phosphoricum (alle drei können als „Heiße Sieben" und auch zusätzlich als Salbe verwendet werden)
Bei immer wiederkehrenden Beschwerden	Nr. 2 Calcium phosphoricum, Nr. 9 Natrium phosphoricum, Nr. 1 Calcium fluoratum, Nr. 3 Ferrum phosphoricum, Nr. 8 Natrium chloratum und Nr. 11 Silicea
Akuter Hexenschuss	Nr. 7 Magnesium phosphoricum und Nr. 3 Ferrum phosphoricum
Wiederholter Hexenschuss (Vorbeugung)	Nr. 2 Calcium phosphoricum, Nr. 1 Calcium fluoratum, Nr. 3 Ferrum phosphoricum, Nr. 5 Kalium phosphoricum, Nr. 7 Magnesium phosphoricum Nr. 8 Natrium chloratum und Nr. 11 Silicea
Schmerzen strahlen in Beine und Hüften aus	Nr. 9 Natrium phosphoricum, Nr. 11 Silicea, Nr. 5 Kalium phosphoricum und Nr. 8 Natrium chloratum

Zur Differenzierung lesen Sie bei den einzelnen Beschreibungen der Schüßler-Salze nach und benutzen die drei bis vier Salze, die am meisten zutreffen zuerst. Überprüfen Sie von Zeit zu Zeit Ihre Auswahl.

Vorbeugende und unterstützende Kur bei Rückenbeschwerden und Bandscheibenproblemen

Montag: Nr. 1 Calcium fluoratum
Dienstag: Nr. 2 Calcium phosphoricum
Mittwoch: Nr. 8 Natrium chloratum
Donnerstag: Nr. 1 Calcium fluoratum
Freitag: Nr. 2 Calcium phosphoricum
Samstag: Nr. 8 Natrium chloratum
Sonntag: Nr. 1 Calcium fluoratum

Es werden dreimal täglich je drei bis sechs Tabletten des jeweiligen Schüßler-Salzes eingenommen. Diese Kur kann drei bis vier Monate lang durchgeführt werden, danach ist es sinnvoll, eine Pause einzulegen und die Kur später zu wiederholen.

Dosierung

Als Mittel bei akuten Beschwerden sollten Sie zuerst an die Einnahme der „Heißen Sieben" (s. S. 21 f., 33) denken. Wenn daraufhin eine Erleichterung eintritt, die jeweiligen Beschwerden aber wiederkommen, können Sie die „Heiße Sieben" auch wiederholen. Oder Sie nehmen stündlich oder bis zu einem Intervall von alle fünf bis zehn Minuten je eine Tablette der passenden Schüßler-Salze. Sobald eine Besserung eintritt, ist diese Dosis wieder zu reduzieren oder das Schüßler-Salz ganz abzusetzen. Als Kur bei chronischen Beschwerden des Rückens werden die entsprechenden Schüßler-Salze über einen Zeitraum von einigen Monaten (je drei bis sechs Tabletten pro Tag) eingenommen.

> ■ TIPP
>
> # POSITION
>
> Zur Vorbeugung und um unsere Bandscheiben zu kräftigen, ist es sinnvoll, nicht allzu lange in derselben Position (z. B. beim Sitzen, beim Stehen usw.) zu verharren und sich stattdessen öfter zu bewegen. Dabei kommt es nicht darauf an, sich intensiv zu bewegen, sondern eben immer mal die Position zu wechseln. Wenn Sie z. B. bei der Arbeit im Büro oft stundenlang am Schreibtisch sitzen müssen, versuchen Sie es sich zur Gewohnheit zu machen, öfter mal kurz aufzustehen und sich zu strecken, z. B. regelmäßig alle 20 bis 30 Minuten, oder benutzen Sie das Klingeln des Telefons als Erinnerung zum kurzen Aufstehen und Strecken.

Schlafprobleme

Schlafprobleme können auf den verschiedensten Ursachen beruhen. Die häufigsten sind psychische Erkrankungen, Krisen und Konfliktsituationen, nicht selten sind es aber auch organische Krankheiten und Umwelteinflüsse. Die Schlafprobleme selbst sind ebenfalls sehr vielfältiger Art. Sie reichen von den am häufigsten auftretenden Formen wie Ein- und Durchschlafstörungen bis hin zu sogenannten Hypersomnien (zu viel Schlaf), Parasomnien (Schlafwandeln) und dem Schlafapnoe-Syndrom (kurzes Aussetzen des Atems während des Schlafs). Oft leiden die von Schlafproblemen Betroffenen an einer ausgeprägten Müdigkeit am

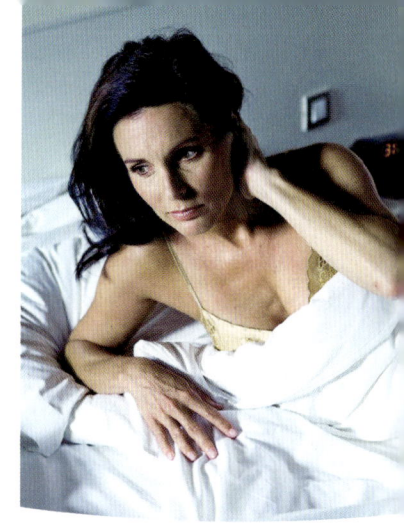

Nehmen Sie Probleme im Zusammenhang mit dem Schlafen nicht auf die leichte Schulter. Ihre Behandlung gestaltet sich wesentlich leichter, wenn sie direkt zu Anfang vorgenommen wird.

Tage und nicht selten unter deutlich verminderter Leistung, Konzentrationsschwäche sowie Kopfschmerzen, Kreislaufproblemen, Stimmungsschwankungen u. a. Über eine lange Zeig kann der fehlende Schlaf viele andere Beschwerden nach sich ziehen. Die langfristigen Folgen sind körperliche und psychische Erschöpfung und starke nervliche Belastung bis hin zum völligen Ausgebranntsein (Burn-out-Syndrom). Es ist von daher unbedingt erforderlich, dass die Ursachen der Schlaflosigkeit abgeklärt und entsprechend behandelt werden. Zur Behandlung hält die Schulmedizin oft nur die dauerhafte Verordnung von Schlaftabletten bereit. Dies kann vorübergehend eine Entlastung sein und den Betroffenen (wieder) zu dem

FOLGENDE SCHÜSSLER-SALZE SIND HILFREICH

Einschlafstörungen	Nr. 7 Magnesium phosphoricum (als „Heiße Sieben")
Schlaflosigkeit durch Nervosität und Unruhe	Nr. 7 Magnesium phosphoricum, Nr. 5 Kalium phosphoricum und Nr. 8 Natrium chloratum
Schlaf insgesamt unruhig	Nr. 11 Silicea
Schlaf unterbrochen, (häufiges) Aufwachen	Nr. 10 Natrium sulfuricum
Schlaf verbunden mit Albträumen	Nr. Nr. 10 Natrium sulfuricum
Schlaflosigkeit mit Nachtschweiß	Nr. 8 Natrium chloratum, Nr. 11 Silicea
Schlaflosigkeit mit Taubheitsgefühlen, Unruhe und schnellem Puls	Nr. 2 Calcium phosphoricum
Schlaflosigkeit in Verbindung mit Verstopfung	Nr. 3 Ferrum phosphoricum, Nr. 9 Natrium phosphoricum
Morgenmüdigkeit	Nr. 9 Natrium phosphoricum
Schläfrigkeit am Tage	Nr. 5 Kalium phosphoricum

dringend benötigten Schlaf verhelfen. Es stellt aber keine grundlegende Heilung dar, da mit Absetzen der Medikamente das Problem weiterhin besteht. Die Behandlung mit Schüßler-Salzen kann auf der Zellebene und der Ebene des Stoffwechsels im besten Fall die Ursachen beheben, die evtl. zu dem Problem geführt haben oder zumindest eine Linderung herbeiführen. In Anbetracht der Schwere dieser Störung sollten aber immer auch andere Therapien in Erwägung gezogen werden. In diesem Falle kann die Behandlung mit Schüßler-Salzen eine sehr gute Ergänzung und Unterstützung sein.

Schlaf- und Beruhigungscocktail

Nr. 2 Calcium phosphoricum, Nr. 6 Kalium sulfuricum, Nr. 8 Natrium chloratum, Nr. 10 Natrium sulfuricum, Nr. 7 Magnesium phosphoricum und Nr. 9 Natrium phosphoricum Es werden hierfür jeweils drei Tabletten aller o.g. Schüßler-Salze zusammen in heißem Wasser aufgelöst und als „Heiße Sieben" (21 f., 33) kurz vor dem Schlafengehen schluckweise langsam getrunken. Auch die Verwendung von Nr. 7 Magnesium phosphoricum als „Heiße Sieben" kurz vor dem Schlafengehen hat sich bewährt.

> ■ TIPP
> # ENTSPANNEN SIE SICH
>
> Wenn Sie organische oder psychische Erkrankungen als Ursache Ihrer Schlafprobleme ausgeschlossen haben, können die folgenden Tipps für Sie hilfreich sein. Körperliche und psychische Entspannung vor dem Schlafengehen ist die Grundlage für einen guten Schlaf. Bitte schauen Sie deshalb nicht kurz vor dem Schlafengehen noch Nachrichten im Fernsehen, lesen Sie keine aufregende Literatur, surfen im Internet, führen anstrengende Telefonate oder beschäftigen sich mit den Schwierigkeiten des Alltags und der Arbeit. Am besten ist es, einen kleinen Spaziergang zu machen, ruhige, z. B. klassische Musik zu hören, sanfte Yoga- oder Entspannungsübungen durchzuführen oder etwas wirklich Angenehmes zu lesen. Auch ein einfaches kurzes Fußbad mit kaltem Wasser und etwas Salz kann sehr hilfreich sein, denn es fördert die Durchblutung der Füße. Mit warmen Füßen schläft man erwiesenermaßen wesentlich besser ein.

Verstopfung

Für Verstopfung können viele Ursachen in Frage kommen, angefangen bei einer mangelhaften (meist ballaststoffarmen) Ernährung, zu geringe Trinkmengen (weniger als zwei oder sogar anderthalb Liter), über Bewegungsmangel bis hin zu einer Schwäche der an der Verdauung beteiligten Organe (Leber, Galle, Darm usw.). Auch infolge von Operationen, Schilddrüsenunterfunktion oder Entzündungen und nicht zuletzt durch einen direkten Mangel an Mineralien kann eine Verstopfung auftreten. Gesellen sich zur Verstopfung auch noch ein Völlegefühl und Blähungen, wird es für die Betroffenen meist besonders unangenehm. Die Schüßler-Salze können helfen, wichtige Mineralien direkt zuzuführen, deren Aufnahme aus der Nahrung zu verbessern oder auch die Sekretion (Ausscheidung) von Galle zu fördern und so insgesamt den Stoffwechsel anzuregen. Lassen Sie hartnäckige Verstopfung aber auf ihre Ursachen hin abklären und überprüfen Sie auch Ihre Ernährungsgewohnheiten. Kleine Korrekturen des Speiseplans können Ihnen mitunter aufwendige Behandlungen und Prozeduren ersparen.

FOLGENDE SCHÜSSLER-SALZE SIND HILFREICH

Aufgrund der Vielfältigkeit der einer Verstopfung zugrunde liegenden Ursachen ergeben sich auch die unterschiedlichsten Behandlungsansätze. Lesen Sie deshalb zusätzlich zu den u.g. Empfehlungen evtl. auch bei den ausführlichen Beschreibungen der Schüßler-Salze nach und wählen Sie maximal zwei bis drei Salze aus, die Ihnen momentan am geeignetsten erscheinen. Überprüfen Sie dann nach einiger Zeit erneut Ihre Auswahl und passen diese ggf. an.

Zur allgemeinen Anregung der Ausscheidung	Nr. 10 Natrium sulfuricum
Chronische Verstopfung infolge von Erschlaffung	Nr. 3 Ferrum phosphoricum, Nr. 7 Magnesium phosphoricum, Nr. 2 Calcium phosphoricum und Nr. 9 Natrium phosphoricum im Wechsel
Chronische Verstopfung durch emotionale oder körperliche Schwäche	Nr. 2 Calcium phosphoricum und Nr. 5 Kalium phosphoricum
Bei nervöser Verstopfung in Verbindung mit einer Reise	Nr. 5 Kalium phosphoricum
Verstopfung mit Unverträglichkeit von fettem Essen	Nr. 9 Natrium phosphoricum
Verstopfung mit sehr trockenem Stuhl	Nr. 8 Natrium chloratum
Bei sogenanntem „schüchternen Stuhl" (Stuhl schlüpft zurück in den After.)	Nr. 11 Silicea
Mit Blähungen	Nr. 7 Magnesium phosphoricum und Nr. 10 Natrium sulfuricum

Dosierung

Als Mittel bei akuter Verstopfung kommt die Einnahme der „Heißen Sieben" (s. S. 21 f., 33) infrage, ebenso kann auch stündlich oder bis zu einem Intervall von alle fünf bis zehn Minuten je eine Tablette des passenden Schüßler-Salzes eingenommen werden. Sobald eine Besserung eintritt, ist diese Dosis wieder zu reduzieren oder das Schüßler-Salz ganz abzusetzen. Als Kur bei chronischer Verstopfung empfiehlt sich die Einnahme der entsprechenden Schüßler-Salze (je drei bis sechs Tabletten täglich) über einen Zeitraum von einigen Monaten.

TIPP

DIE VERDAUUNG AUF TRAB BRINGEN

Bei Stuhlverstopfung hat sich die Einnahme von Flohsamen (Plantago psyllium), erhältlich in Reformhäusern und Apotheken, bestens bewährt. Die Flohsamen enthalten Ballast- und Schleimstoffe. In Verbindung mit Wasser quellen diese auf und erleichtern dadurch die Verdauung erheblich. Die Flohsamen werden wie folgt eingenommen: Die Samen in ein großes Glas Wasser geben, umrühren und trinken, am besten gleich morgens nach dem Aufstehen. Die durchschnittliche Dosis von dreimal täglich einem Teelöffel kann individuell angepasst werden, da jeder anders reagiert. (Für manche sind auch zwei oder ein Teelöffel täglich ausreichend.) Bitte vergessen Sie nicht, ausreichend zu trinken, um die Darmpassage zu unterstützen.

Wechseljahresbeschwerden

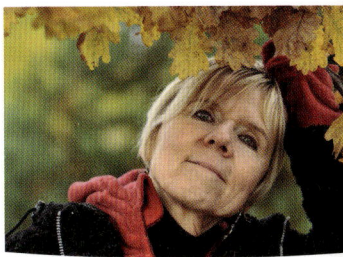

Die Wechseljahre sind wie die Pubertät ein natürlicher Abschnitt im Leben einer Frau und keine Krankheit. Es bedarf in der Regel keiner Behandlung, solange die hormonelle Umstellung keine starken und unangenehmen Beschwerden verursacht. Gibt es jedoch Schwierigkeiten bei der Umstellung, kann es zu den bekannten Begleiterscheinungen wie Hitzewallungen, Schweißausbrüchen, Herzrasen, Schwindel und Depression kommen. Aber nicht nur körperlich ist dies für Frauen eine Frage der Umstellung und des Wechsels. Für diejenigen, die Kinder großgezogen haben, ist dies meist die Zeit, in der die Kinder erwachsen werden und sich anschicken, die Familien verlassen. Beruflich aktive Frauen erleben mitunter, dass in bestimmten Bereichen jüngere Frauen den älteren vorgezogen werden, ihrer höheren Fachkompetenz und Erfahrung zum Trotz In zahlreichen Studien aus unterschiedlichen Ländern hat man zudem herausgefunden, dass das

TIPP

PHYTOÖSTROGENE

Es wurde erforscht, dass sogenannte Phytoöstrogene einen positiven Einfluss auf Wechseljahresbeschwerden haben und außerdem auch der Vorbeugung von Krebs dienen. Besonders viele Phytoöstrogene enthält Soja, aber auch in Linsen, Alfalfasprossen, Leinsamen, Kichererbsen, Getreide, Hopfen und Salbei.

soziale Umfeld und der Umgang mit dem Thema des Alterns und der familiären, sozialen und beruflichen Rollen älterer Frauen einen nicht unerheblichen Einfluss darauf hat, inwieweit die Wechseljahre beschwerdefrei verlaufen oder von vielen Beschwerden begleitet sind. Manche Frauen suchen in einer Hormonbehandlung Linderung und Unterstützung, aber deren Nutzen und Schaden werden kontrovers beurteilt. Die Behandlung mit Hormonen verschiebt die notwendige hormonelle Umstellung quasi auf einen späteren Zeitpunkt und erhöht nachweislich das Risiko, an Krebs zu erkranken. Zum Glück bietet die Naturheilkunde hier gute Alternativen, wie z. B. die Homöopathie, Traditionelle Chinesische Medizin (TCM) und Phytotherapie (Pflanzenheilkunde). Aber gerade auch die Schüßler-Salze können diesen Umstellungsprozess entscheidend unterstützen, da sie behilflich sein können, den Stoffwechsel, hormonelle Prozesse und nicht zuletzt die Psyche wieder ins Gleichgewicht zu bringen.

In asiatischen Ländern wird die Zeit um die Wechseljahre als eine Lebensphase angesehen und geschätzt, in der man die Chance hat, sich der eigenen inneren (religiösen oder spirituellen) Entwicklung zu widmen.

FOLGENDE SCHÜSSLER-SALZE SIND HILFREICH

Beschwerden zu Beginn der Wechseljahre	Nr. 4 Kalium chloratum
Hauptmittel bei Wechseljahresbeschwerden	Nr. 7 Magnesium phosphoricum und Nr. 1 Calcium fluoratum
Menstruation zu spät und zu gering	Nr. 8 Natrium chloratum
Mit Hitzewallungen	Nr. 3 Ferrum phosphoricum und Nr. 5 Kalium phosphoricum
Mit Schwindelgefühl	Nr. 2 Calcium phosphoricum
Mit Unruhe, Ruhelosigkeit	Nr. 7 Magnesium phosphoricum und Nr. 2 Calcium phosphoricum
Bei Depressionen und anderen psychischen Problemen	s. auch „Depression" (S. 94 f.)

Dosierung

Als Mittel bei akuten Beschwerden sollten Sie zuerst an die Einnahme der „Heißen Sieben" (21 f., 33) denken. Wenn daraufhin eine Erleichterung eintritt, die jeweiligen Beschwerden aber wiederkommen, können Sie die „Heiße Sieben" auch wiederholen. Alternativ dazu kann stündlich oder bis zu einem Intervall von alle fünf bis zehn Minuten je eine Tablette der passenden Schüßler-Salze eingenommen werden. Sobald eine Besserung eintritt, ist diese Dosis wieder zu reduzieren oder das Schüßler-Salz ganz abzusetzen. Als Kur zur langfristigen Unterstützung bei chronischen Zuständen empfiehlt sich die Einnahme der entsprechenden Schüßler-Salze (je drei bis sechs Tabletten täglich) über einen Zeitraum von einigen Monaten. Achten Sie dabei von Zeit zu Zeit auf Besserungen und Veränderungen der Symptome und passen Sie daraufhin Ihre Auswahl der Salze ggf. entsprechend an.

> **TIPP**
>
> ## SANFT DURCH DIE WECHSELJAHRE
>
> Folgende Heilpflanzen (als Tee oder Tinktur) sind zur Begleitung der Wechseljahre und zur Linderung der Beschwerden gut geeignet: Salbei (besonders bei Schweißausbrüchen, aber auch hormonell regulierend), Johanniskraut (hebt die Stimmung und entspannt), Passionsblume und Hopfen (bei gleichzeitigen Schlafstörungen, gemeinsam mit Johanniskraut), Ginseng, Mönchspfeffer und Frauenmantel.

Zahn- und Zahnfleischerkrankungen

Zahnschmerzen hat wohl fast jeder schon mehr oder weniger intensiv erlebt (und erlitten) und weiß, wie unangenehm das sein kann. Als Erstes sollte man natürlich beim Zahnarzt die Ursache abklären und behandeln lassen. Bei Zahnschmerzen infolge mangelhafter Füllungen, Karies usw. wird die entsprechende Behandlung die Schmerzen binnen kurzer Zeit verschwinden lassen. Es gibt aber häufig auch Zahnschmerzen, die nicht (sofort) auf eine konkrete Ursache zurückzuführen sind. In diesem Falle sind wir auf Maßnahmen der Schmerzbekämpfung angewiesen. Falls Sie die Einnahme von Schmerzmitteln vermeiden wollen oder diese nicht vertragen, lohnt es sich, einen Versuch mit den Schüßler-Salzen zu machen.

Zur Gesundheit der Zähne tragen sowohl die richtige Pflege und eine angemessene Ernährung als auch der gezielte Einsatz der entsprechenden Schüßler-Salze bei.

Am besten ist natürlich, wenn dies zur Vorbeugung geschieht. Aber auch, wenn bereits Beschwerden aufgetreten sind, können die biochemischen Salze eine große Hilfe sein.

Dosierung

Als Erste-Hilfe-Mittel kommt jeweils die „Heiße Sieben" (21 f., 33) mit den o.g. Schüßler-Salzen in Frage. Wenn eine Erleichterung eintritt, die Beschwerden aber erneut auftreten, können Sie diese auch wiederholen. Alternativ zur „Heißen Sieben" kann stündlich, bis zu einem Intervall von alle fünf bis zehn Minuten je eine Tablette eingenommen werden. Sobald eine Besserung eintritt, ist diese Dosis wieder zu reduzieren oder das Schüßler-Salz ganz abzusetzen.

FOLGENDE SCHÜSSLER-SALZE SIND HILFREICH	
Zahnschmerzen allgemein	Nr. 5 Kalium phosphoricum und Nr. 7 Magnesium phosphoricum
Schmerzen, die sich bei Nacht verschlimmern	Nr. 11 Silicea
Zahnschmerzen während der Schwangerschaft	Nr. 1 Calcium fluoratum und Nr. 2 Calcium phosphoricum
Bei schießenden, bohrenden Schmerzen	Nr. 7 Magnesium phosphoricum
Die Schmerzen ziehen zum Ohr.	Nr. 1 Silicea, Nr. 4 Kalium chloratum und Nr. 9 Natrium phosphoricum
Vereiterungen am Zahn und Zahnfleisch	Nr. 11 Silicea
Zahnfisteln	Nr. 11 Silicea
Entzündung an der Zahnwurzel	Nr. 5 Kalium phosphoricum und Nr. 1 Calcium fluoratum
Entzündung des Zahnfleischs	Nr. 3 Ferrum phosphoricum, Nr. 5 Kalium phosphoricum, Nr. 11 Silicea und Nr. 4 Kalium chloratum
Entzündungen des Zahnfleischs mit unangenehmen Mundgeruch	Nr. 3 Ferrum phosphoricum, Nr. 5 Kalium phosphoricum, Nr. 11 Silicea und Nr. 5 Kalium phosphoricum

Das Wichtigste auf einen Blick

Wie finde ich das passende Schüßler-Salz, wenn ich mehrere Beschwerden habe?

Falls Sie unter mehreren Erkrankungen oder Symptomen leiden, ist es sinnvoll, sich zu Beginn der Anwendung der Schüßler-Salze auf die zuletzt aufgetretene oder wichtigste Beschwerde bei der Auswahl der Salze zu konzentrieren. Ist diese erfolgreich behandelt, können Sie weiter nach denselben Prinzip verfahren. Oft sind unterschiedliche Beschwerden Teil ein und derselben Grunderkrankung und können auf diese Weise gemeinsam heilen.

Wie schnell wirken die Schüßler-Salze?

Die Dauer der Behandlung richtet sich sowohl nach der Art der Erkrankung als auch der Dauer ihres Bestehens. Ganz allgemein gilt dabei: Bei akuten Beschwerden (z. B. Kopschmerzen oder Menstruationsbeschwerden) kann die Wirkung weitaus schneller eintreten als bei chronischen Erkrankungen (z. B. Arthritis oder Heuschnupfen).

Was mache ich, wenn die Erkrankung, an der ich leide, hier nicht genannt ist?

Es versteht sich von selbst, dass an dieser Stelle nicht auf jede Erkrankung und Beschwerde im Einzelnen eingegangen werden kann. Sie können aber versuchen, anhand der Beschreibung der Schüßler-Salze das oder die passenden Salze für sich zu ermitteln. Auch die Antlitzdiagnose und die einzelnen Entzündungsstadien können Aufschluss geben. Im Zweifelsfall wenden Sie sich bitte an einen erfahrenen Behandler, der mit der Schüßler-Salz-Therapie vertraut ist.

Wie kann ich einen Therapeuten finden, der sich mit der Behandlung mit Schüßler-Salzen auskennt?

Einen Therapeuten, der mit der Biochemischen Therapie nach Dr. Schüßler vertraut ist, finden Sie in den Therapeutenlisten der zahlreichen Biochemischen Vereine und der Heilpraktikerverbände.

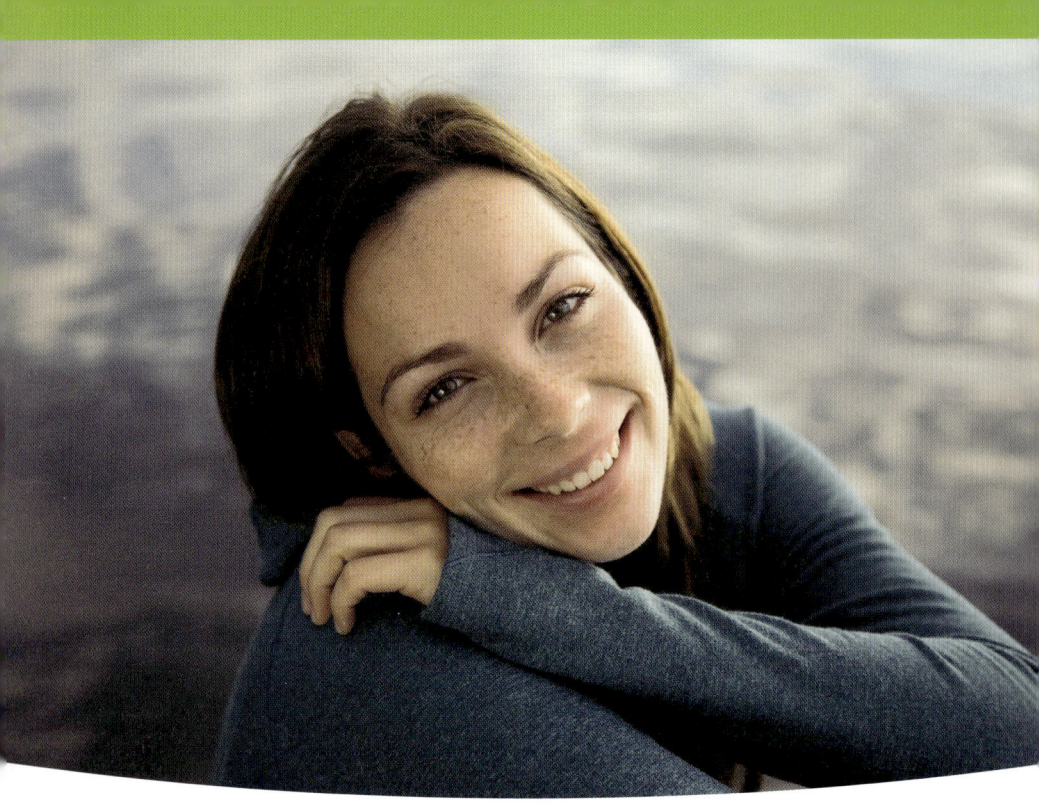

Serviceteil

Sie haben noch Fragen zu den
Schüßler-Salzen oder der Biochemie
im Allgemeinen? Dann helfen die
folgenden Adressen weiter.

Hilfreiche Adressen

Die Biochemischen Vereine haben es sich zur Aufgabe gemacht, das Erbe Dr. Schüßlers zu pflegen und die Anwendung der Schüßler-Salze bekannt zu machen (z.B. durch regelmäßige Informationsveranstaltungen). Auf der Internetseite des Biochemischen Bund Deutschland e. V. finden Sie eine Liste aller Biochemischen Vereine, ein Therapeutenverzeichnis und weiterführende Informationen.

Der Biochemische Bund Deutschland e. V.
Bundesvorstand
Präsident: Dierk Schildt
In der Kuhtrift 18, 41541 Dormagen
Tel.: 0 21 33 / 7 20 03, Fax: 0 21 33 / 73 91 38
E-Mail: biochemie@bbdnet.de
Internet: www.biochemie-net.de

Landesverband Norden
Leiter: Heinz Huntemann
Goethestraße 55, 26123 Oldenburg
Tel.: 04 41 / 8 43 73, Fax: 04 41 / 8 81 10

Landesverband Osten
Leiter: Jürgen Toreck
Am Park 7a, 14476 Potsdam
Tel.: 03 32 01 / 4 33 02, Fax: 03 32 01 / 4 33 04

Landesverband Süden
Leiterin: Renate Tippel
Auwaldstraße 102/14, 79110 Freiburg
Tel.: 07 61 / 3 88 66 20, Fax: 07 61 / 3 88 65 88
E-Mail: tippel@bbdnet.de

Bei den Heilpraktikerverbänden können Sie sich über alle Themen im Zusammenhang mit der Naturheilkunde informieren und finden außerdem Unterstützung bei der Suche nach kompetenten Heilpraktikern.

FDH - Fachverband Deutscher Heilpraktiker e. V.
Präsident: Peter A. Zizmann
Tel.: 02 28 / 61 10 49, Fax: 0 2 28 / 62 73 59
E-Mail: fdh-bonn@t-online.de
Internet: www.heilpraktiker.org

FH - Freie Heilpraktiker e. V.
Vorsitzender: Bernd R. Schmidt
Tel.: 0 2 11 / 9 01 72 90
E-Mail: BRSFH@t-online.de
Internet: www.freieheilpraktiker.com

FVDH - Freier Verband Deutscher Heilpraktiker e.V.
Vorsitzende: B. Mülleneisen / S. Schierstedt
Tel.: 02 51 / 13 68 86
E-Mail: info@fvdh.de
Internet: http://www.fvdh.de

UDH - Union Deutscher Heilpraktiker e.V.
Präsidentin: Monika Gerhardus
Tel.: 0 61 87 / 99 06 03
E-Mail: kontakt@udh-bundesverband.de
Internet: http://www.udh-bundesverband.de

VDH - Verband Deutscher Heilpraktiker e.V.
1. Vorsitzender: Heinz Kropmanns
Tel.: 05 11 / 6 16 98 - 0
Fax: 05 11 / 6 16 98 - 21
E-Mail: info@heilpraktiker-vdh.de
Internet: www.heilpraktiker-vdh.de

LACHESIS e.V. - Berufsverband für Heilpraktikerinnen
Renate Lodtka
Tel.: 0 33 27 / 66 84 80
Fax. 0 33 27 / 66 84 90
E-Mail: info@lachesis.de
Internet: www.lachesis.de

Register

Bildnachweis

Wir bedanken uns bei allen Bildlieferanten, die uns durch die Bereitstellung von Abbildungen freundlicherweise unterstützt haben.

djd/deutsche journalisten dienste: djd/Schuster Public Relations & Media Consulting 15; djd/BIG direkt gesund 50; djd/G.Pohl Boskamp GmbH & Co. KG 56; djd/Gynokadin 75,116; djd/Lebensquell Bad Zell Gesundheits- und Wellnesszentrum GmbH & Co. KG 77; djd/Frei 78; djd/WeigtEx 79; djd/Heilerde Gesellschaft Luvos Just GmbH 83; djd/Merck Serono 87; djd/Arcon International 98; djd/Optima 101; djd/Cesra Arzneimittel 108; djd/panthermedianet 113
fotolia.com: Lara Nachtigall 8, 21, 53; drubig-photo 10; otisthewolf 12, 36; AGphoto 13, 65; Günter Menzl 14, 62, 71; Monkey Business 18, 43, 84, Gerhard Seybert 20, 33; Franck Boston 23; contrastwerkstatt 24; Udo Kroener 27, 51; Markus Koller 30; Mirko Raatz 32, 46; Alta.C 38; Tatiana Belova 39; Andrzej Bardyszewski 45; Yurs Arcurs 48, 100; matttilda 60; DPix Center 64; Noam 69, 72; Nicholas Watts 73; Klaus Eppele 74; bodo01180/81; sumnersgraphicsinc 82, 106; free photo 88, 94; The Supe87 103; diego cervo 110; fotandy 119
Klosterfrau Gesundheitsdienst: 57, 70, 91
mauritius images: 6/7, 16/17, 34/35, 124